海外館藏中醫古籍珍善本輯存（第一編）

第三十二册

劉金柱　羅　彬　主編

薛氏醫按（四）

先哲醫話（一）

廣陵書社

醫案醫話類

薛氏醫按（四）

〔明〕徐彥純 〔明〕薛鎧 〔明〕薛己 編著

保嬰撮要卷十八 續集　　薛氏醫按

吳郡薛　己著
江都吳中珩校

不靨悶亂哽氣腹脹之症

陳文宿先生云痘瘡十一日至十二日當靨不靨身熱悶亂不寧臥則哽氣腹脹泄瀉寒戰咬牙急用異功散加木香當歸以救陰陽表裏助其收靨竊謂前症若手足並冷屬脾胃虛寒宜用十二味異功散手足微冷屬脾胃虛弱宜用五味異功散加木香若手足熱大便秘屬脾胃實熱宜用清凉飲救其陰以抑其陽

一小兒痘寒戰咬牙瀉渴腹脹手足冷時仲夏飲沸湯口不知熱先君謂脾氣虛寒用十二味異功散一劑頓安又用五味異

功散調補而愈再用參芪四聖散而痊

一小兒痘不結痂發熱飲湯哽氣腹脹此脾氣虚弱用五味異功散參芪四聖散而愈後噫氣下氣欲服枳殼之類余謂噫氣屬心火虚下氣屬脾氣虚朝用六君子湯加薑桂夕用補中益氣湯而愈

一小兒哽氣喘咳腹脹下氣手足不冷不熱此脾虚不能攝氣而腹脹下氣肺虚不能攝氣而哽氣喘咳用五味異功散加升麻而愈

一小兒痘將愈足冷哽氣腹痛手冷至腎喉青面白屬脾胃虚寒也用五味異功散加附子二劑足稍溫又用六君薑桂二劑諸症漸退乃去薑桂服之而痊

一小兒痘不結痂作渴飲冷大便秘結此腸胃有熱也先用清

涼飲末一錢大便和而頻覧又用人參麥門冬散八珍湯而痊

一小兒痘不結痂用補中益氣湯地黃丸料煎服而愈次年患婣後寒熱作渴頭運脉洪數按之微細此脾腎虛火上炎也以前藥各加肉桂五分引火歸經而愈

一小兒痘不靨發熱因乳母有肝火用加味逍遥散人參白术散母子俱服而熱止又用柴胡麥門冬散而痊

一小兒十五歲久而結痂寒熱往來脉洪數按之無力用十全大補湯而痊後因勞寒熱復發用補中益氣湯而安

六君子湯治脾氣虛弱或因尅代之劑虧損中氣飲食少思或痘瘡不起發灌漿結痂

人參　白术炒　茯苓　陳皮炒

半夏湯洗　甘草炒各等分

右三五錢薑棗水煎徐徐服

四君子湯（即六君子湯去陳皮半夏）

四順清凉飲王海藏先生云痘疹膿貫而不焦者由治失清凉之法內外熱毒無以收斂辟如五穀得陽氣而成熟得陰氣而結實用清凉飲子下之（方見大便不通）

十二味異功散（方見頂陷灰白）　人參麥門冬散（方見發熱口渴）

柴胡麥門冬散（方見作痒搔破）　加味逍遥散（方見飲靨不靨）

補中益氣湯　五味異功散（二方見寒戰咬牙）　參芪四聖散

十全大補湯（二方見腹脹氣促）　人參白术散（即七味白术散）

地黄丸（二方見發熱屬陰陽）

而目生翳痕黯凹凸之症二

陳文宿先生云痘瘡十二日至十三日瘡痂漸落其瘢猶黯或

凹或凸肌肉尚嫩不可澡洗并忌五辛煎煿之物恐熱毒上薫肝膈眼生痞翳或有是患用穀精草散治之竊謂前症目爲肝之竅或肝經風熱或肝經血虛或肝經熱毒或肝經風熱相搏或肝脂內熱或乳母肝經有熱或食膏粱厚味故多犯其目若失於早治多成癈疾

一小兒出痘兩目不開先君謂肝經有熱用消毒化班湯毋子服之而愈

一小兒兩目不開先君謂肝經熱毒先用柴胡麥門冬散又用四物湯加山梔而愈

一小兒痘瘡目赤腫痛此肝火爲患用柴胡麥門冬散穀精散而愈

一小兒痘將靨目不開脉浮而無力右關按之幾弱此脾氣虛

耳用補中益氣湯加蔓荊子二劑去蔓荊子又數劑而愈後每勞役目中作脹不能開合朝用補中益氣湯夕用五味異功散而愈

一小兒眼痛不開屬肝經風熱用柴胡麥門冬散犀角地黃湯加柴胡各一劑開而見赤翳迷漫仍用前藥加穀精草而愈

一小兒出痘目閉二十餘日用清肝解熱之藥兩目雖開其睛已傷此失於早治也

一小兒目中出痘作痛肝脉洪弦有力先用小柴胡加龍膽草生地黃一劑而痛稍止乃用四物柴胡山梔一劑痛全止再用加味逍遥散蟬菊散而愈

一小兒目中出痘肝脉弦數此木火相搏用四物山梔牡丹皮柴胡二劑丹用加味逍遥散二劑肝脉平和又用四物牡丹皮而翳但目有青翳用蛇蜕散三味穀精草散而痊

一小兒素食膏粱目中出痘作痛口渴大便堅實左右關洪數有力弦長以形病脉俱實先用柴胡梔子散瀉黄散各一服又用柴胡梔子散柴胡麥門冬散而痊

一痘兒眼不開肝脉數按之有力用柴胡梔子散子母服之眼漸開又因毋勞怒仍閉用加味逍遥散而愈後復閉用柴胡麥門冬散而痊

一小兒目中生翳診其肝腎疳症用九味蘆薈丸六味地黄丸及粉月散翳漸退又用柴胡麥門冬散而痊

羊肝散治痘毒入眼或無辜疳入目、

密蒙花　毒菥子　决明子　車前子

右爲末用密蒙花末三錢餘藥各一錢以羊肝一葉薄批摻上濕用紙裹煨熟空心食之

蛇蜕散治痘毒目翳

蛇蜕二錢為末　瓜蔞仁五錢研爛

右爲末用羊肝一片批開入末二錢用線紮緊米泔煮熟頻與兒食外用粉丹散

三味穀精草散治痘痘醫膜遮睛瘴瞳子

穀精草一兩　蛤粉　黑豆各二兩

右爲末用雄豬肝一葉竹刀批開摻藥在内以麻線縛定入砂礶内水煮熟令兒食之

蟬菊散治班痘入眼或病後生翳障

蟬蜕洗　白菊花各等分

右每服一錢水煎入蜜少計量兒服

二味穀精草散治痘瘡已靨目翳膜瞳障神隱澁淚出久而不退

穀精草一兩　生蛤粉二兩

右爲末用豶豬肝一葉竹刀批片子摻藥在內以綿扎入砂器內水煮令兒熟食之

粉丹散即吹耳卅治眼生翳膜

輕粉　黃丹

右爲末竹筒吹耳內在眼右翳吹右耳右患吹左耳即退

通神散治班瘡入目內生翳障

白菊花　菉荳末生用　穀精草各等分

右爲末每服一錢乾柹一箇米泔水一盞煮乾末不拘時但食柹餅五七次至七日可見効

黃栢膏治痘瘡初出就塗面則痘瘡不生於面目用之若遲雖出亦稀

黃栢一兩　菉荳　甘草每四兩生用

右爲細末清油調如膏從耳前眼唇面並塗之日三五度

羊肝丸治痘瘡入目不能開

羖羊肝一具生用　黃連炒爲末

右先將羊肝去筋膜於石器內擣爛入黃連末丸如桐子大

每服二三十丸食後茶清送下

蟬蜕散治班疹入目半年已過者一月取効

蟬蜕一兩　猪懸蹄甲二兩瓦罐內用鹽坭封燒存性

右二味爲末入羚羊角末五錢每服五分白湯調下

九味蘆薈丸治肝經積熱面目生翳耳中出水大便不調肢體

消瘦等症方見疳蝕症

小柴胡湯方見班症　柴胡麥門冬散方見作痒搔破　四物湯方見痘瘡出遲

六味地黄丸方見痘瘡發熱屬陰屬陽　瀉黄散方見靨後發熱咽痛

消毒化斑湯即消毒救苦湯方見夾疹痘　加味逍遥散方見欲靨不靨

柴胡梔子散即柴胡清肝散方見作痒搔破　補中益氣湯

五味異功散一名小異功散二方見寒戰咬牙

靨後發熱咽痛不利之症　三

陳文宿先生云痘瘡收靨之後渾身壯熱經日不除別無他症用柴胡麥門冬散如不退服人參白术散若風熱咳嗽咽喉不利用桔梗甘草防風湯竊謂前症有因熱毒未解者有因胃氣虛熱者有因胃氣實熱者其因不能枚舉當臨症制宜而藥之

一小兒咽痛壯熱痘痕色赤手微熱此餘毒未解用柴胡麥門冬散而安七日之後復熱手指初捏似熱久捏則冷此脾氣虛也用五味異功散而痊

一小兒痘咽痛大便不實口渴飲湯手足不熱此脾胃虚弱也用人參白术散而大便實但不時寒熱用加味逍遥散而愈

一小兒痘咽痛發熱作渴面赤飲冷此胃經實熱也用射干鼠粘子湯而愈因食厚味復發手足並熱用瀉黄散一劑而痊

一小兒痘咽痛發熱飲冷大便黄色手足指熱此脾胃實熱也用瀉黄清胃二散各一劑而愈後因乳母食厚味兒口角流涎不能吮乳仍用前藥治母而愈

一小兒痘咽痛足熱余謂此禀足三陰虚而無根之火上炎也古人有云痘歸腎經必不可救當用壯水之劑亦有生者奈彼不悟翌日果腰痛咽啞始信余言乃用大劑地黄丸料加五味子并補中益氣湯而愈

一男子出痘上體甚熱兩足俱冷喉痛作渴瘡亦不起發此禀

腎經虛熱也以六味地黃丸料煎與恣飲漸愈又用八珍湯而痊

一小兒面色素白出痘咽痛發熱面赤作渴飲湯手足指冷稟足三陰虛也用大劑加減八味丸料煎恣飲又以益與氣湯助其脾肺以滋化源痛止熱退而愈

射干鼠粘子湯治痘疹咽喉作痛及痘疹後癰疽瘡毒

鼠粘子即牛蒡子　甘草　升麻　射干各二錢

右水煎量服之

瀉黃散治脾胃實熱患瘡口渴飲冷

藿香葉七葉　石膏五錢煅　甘草三錢　防風

山梔仁各一兩炒

右為末每二錢水煎入蜜少許嬰兒乳母服之

六味地黃丸方見痘瘡發熱屬陰屬陽　清胃散方見痘不結痂

八珍湯方見頂陷灰白　人參白术散即七味白术散
柴胡麥門冬散方見作痒抓砂　加減八味丸即六味丸加五味子肉桂
加味逍遥散方見欲靨不靨　五味異功散
補中益氣湯方見寒戰二咬子

頂陷心煩狂喚氣喘之症四

陳文宿先生云痘紫色頂陷心煩狂躁氣喘妄語或加見鬼神內熱便秘者宜用龍腦膏子猪尾膏如無內熱大便不實不可輕服竊謂前症多因初起熱盛之時失於解利所致亦有因痘毒未盡有因胃經有熱有因肺胃有熱有因心脾有熱煩躁痘裂出血便血衄血屎黑痕赤詳見各症太凡作渴發熱手足指冷或大便秘結者內有熱也切不可禁其飲水觀張子和述水中兒事良可驗矣葢熱極故得水而生也

一小兒痘疹狂喘熱渴飲冷痰涎不利先君用十六味清膈飲犀角地黄湯而痊

一小兒痘紫發熱小便不利手足發熱此肺經有熱用人參清肺飲小便隨利又用犀角地黄湯而靨

一小兒痘紫作渴手足並熱余謂胃經有熱用竹葉石膏湯一劑諸症頓退而愈用人參白朮散而痊

一小兒痘紫作痛其頂欲陷發熱飲冷作渴痰喘小便秘結此肺胃有熱用十六味清膈散一劑諸症頓減又用葛根麥門冬散一劑而愈

一小兒出痘發狂作渴飲冷此上焦熱熾也用黄連解毒湯芹菜汁而止又用紫草快斑湯將靨因間藥餌三日色黑倒靨用紫草散渴止又用人參白朮散而痊

一小兒出痘喘咳面赤其脉洪數右寸脉尤甚此心火尅肺金用人參平肺散以清心肺再用地黄丸以壯腎水喘嗽頓止

一小兒痘將金喘躁作渴面赤此稟足三陰虚也用地黄丸料數劑諸症稍可又佐以益氣湯諸症漸愈後因沐浴出汗仍喘咳煩躁面赤脉洪大按之如無此汗多亡陽也用當歸補血湯而愈畢姻後喘咳音啞用地黄丸益氣湯各百餘劑得遠幃幙而生

一小兒痘愈後時發狂兼喘發過面色黄白手足並冷此脾胃虚弱也余用補中八珍二湯各三十餘劑或云當先降火邪而後補元氣乃服芩連朴硝之類汗吐不止而歿

十六味清膈散治涕唾稠粘喘嗽痰盛身熱鼻乾大便如常小便黄赤

人參　柴胡　當歸　芍藥

知母　桑白皮　白术　黄芪

紫苑　地骨皮　茯苓　甘草

桔梗　黄芩炒半兩　石膏煅　滑石

右每服三錢薑水煎量兒服之

葛根麥門冬湯治痘疹胃經熱甚頭疼悶煩或痘後餘毒

麥門冬　乾葛　人參　赤芍藥

升麻　茯苓各二分　石膏末五分　甘草二分

右水煎服

犀角地黄湯治鬱熱不解氣血湧爲衄血或流入胃脘而吐血或餘血停滯面色痿黄大便色黑

犀角　生地黄　白芍藥　牡丹皮各一錢

右水煎乳母同服

人參平肺散治心火尅肺金傳爲癰瘻咳嗽喘嘔痰涎壅盛胸膈痞滿咽嗌不利

人參　陳皮　甘草　地骨皮

茯苓各一錢　知母　五味子炒一錢　青皮四分

桑白皮　天門冬去心四分　右水煎徐徐服

竹葉石膏湯治痘瘡胸中煩悶小便赤澁口乾作渴兼有赤斑

又宜服犀角散方見泄瀉咬牙

龍腦膏子治時氣豌瘡痘及赤瘮子未透心煩狂躁氣喘妄語或見鬼神或已發而陷伏宜速治不則毒人臟必死

生龍腦

右研細滴雄猪心血丸菉豆大每服一丸心煩狂躁紫草湯下瘡陷伏温酒化下一方加辰砂五分尤妙服後少時心神

清爽得睡瘡疹發透

豬尾膏治痘瘡黑陷倒靨

用小豬尾尖刺血兩三點入腦子少許辰砂末一錢同研膏

以木香湯化下

紫草快班湯治痘疹下血不止不能發出血氣不足色不紅活

等症即紫草湯

紫草　人參　白术　茯苓

當歸　川芎　芍藥　木通

甘草　糯米　右每服二錢水煎

人參清肺散方見痘喘　八珍湯方見頂陷灰白瀉渴

黄連解毒湯方見癍症　地黄丸即六味地黄丸

人參白术散即七味白术散二方見發熱屬陰陽　補中益氣湯

當歸補血湯二方見寒戰咬牙

作痒抓破膿水淋漓之症五

陳文宿先生云痘瘡作痒抓破成瘡膿水淋漓者由血氣衰肌肉虛也宜用木香散加丁香肉桂及敗草散切忌用牛糞灰竊謂前症皆因氣血虛弱所致預為調護使氣血和平庶無此患又必察其外症色白者用四君之類色赤者用四物之類若因鹹味宜用蟬蛻散之類

一小兒口乾作渴脉浮而數此血氣虛而有熱也用參芪四聖散加蟬蛻而痒止用托裡散加蟬蛻而膿貫又用托裡散將靨忽發熱作渴而痒此血虛也用八珍湯當歸補血湯而愈

一小兒痘赤作痒脉弦按之則數此乃肝火血燥生風先用柴胡麥門冬散加蟬蛻而痒止又用托裡散而痂脫後仍痒痕白

用八珍湯倍加參芪而愈

一小兒痘瘡作痒色赤心肝二脉數而弦此風熱相搏而血熱也用四物黃連柴胡丹皮而痒止用八珍湯當歸補血湯而瘡愈

一小兒痘後作痒夜甚不寐此脾經氣血俱虛用四君歸芪數劑而止後傷食作瀉復痒不寐仍用前藥及五味異功散而愈

一小兒痘瘡愈後身痒膿水淋漓內熱口乾用四君歸芪及補中益氣湯并六味地黃丸而愈

一小兒痘痕作痒服祛風藥遍身皆痒膿水淋漓口噤發搐面色皎白此氣血俱虛余用大補湯參芪四聖散而愈

一小兒痘瘡已愈而犯色慾遍身作痒痘痕赤色氣息奄奄脉洪數無力左尺爲甚先用大補湯內用人參五錢數劑形氣稍復佐以大劑加減八味丸料又五十餘劑而痊

一小兒痘將靨身痒脉浮數按之無力此眞氣不能榮於腠理用補中益氣湯漸愈因功課勞心自汗用六味湯而愈後煩躁面赤自汗如雨用當歸補血十全大補二湯而愈

一小兒汗出如雨手足發熱作渴飲冷右關洪數有力此胃經實熱也用清胃散一劑頓退因食膏粱復痒發熱飲冷用瀉黃散末一錢渴止又用白朮散去木香而痊

一女子靨後身痒脉浮大此脾肺氣虛也朝用補中益氣湯夕用黃芪六一湯而愈經行復痒發熱用加味逍遙八珍湯而痊

一男子痘愈而入房身痒昏憒脉大而無倫次按之加無用獨參湯十五劑而甦又大補湯二十餘劑脉斂又二十餘劑脉微細而畏寒此火歸經又五十餘劑而痊

一婦人痘方愈因勞發痒脈消風散口噤流涎余謂曰此因元

氣復傷不信乃服前藥更四肢發搐余用十全大補加味逍遥而愈

一小兒痘愈後作痒服消風散四肢發搐口噤流涎余謂脾土虧損而肝木所尅果歿

一小兒痘膿未滿面赤作痒余謂氣血虛而有熱欲行溫補不信乃服清熱之藥而歿

柴胡麥門冬散治肝膽經有熱靨後不解

柴胡　麥門冬錢各一　人參　玄

龍膽草分各五　甘草炒　右水煎量兒大小服

參芪四聖散治痘瘡不能長滿生膿或色白作痒方見腹脹氣促

五味異功散治稟賦元氣虛弱肌肉消薄榮衛短促而患瘡瘍不能消散或脾肺氣虛不能生肌收口大凡諸症因脾氣虛而不能愈者皆宜服之調補元氣則自愈矣方見寒戰咬牙

黄芪六一湯治瘡瘍後氣虚作渴愈後復渴尤宜服之

黄芪六錢炙 甘草一錢炙 右水煎服

柴胡梔子散治肝膽經有熱瘡毒不愈或發熱止

柴胡 山梔 牡丹皮各一錢 川芎

芍藥 茯苓各七分 白术炒 甘草各五分

當歸 牛蒡子各七分炒 右水煎毋子同服

十全大補湯 獨參湯

參芪四聖散治痘瘡不起不能長滿生膿或作痒二方見氣虚腹脹

補中益氣湯治痘瘡中氣虚弱或因尅伐以致身痒惡寒發熱

煩渴體倦飲食少思或不能結痂作痒者

當歸補血湯二方見寒戰咬牙 加味逍遥散方見欲靨不靨

四君子湯方見不靨悶亂 六味地黄丸方見痘瘡發熱靨陰湯

四物湯方見痘瘡出遲　瀉黃散方見靨後發熱咽痖

托裏散方見痘癰　加減八味丸即六味加用五味子肉桂

八珍湯即四君四物二方相合　清胃散方見痘癰

風邪搏於肌肉患疳蝕之症六

陳文宿先生云痘疹已靨未愈之間五臟未實肌肉尚虛血氣未定忽被風邪搏於肌肉膚腠之間則津液澁滯故成疳蝕瘡也宜用雄黃散綿繭散治之久而不愈則潰蝕筋骨以致殺人竊謂雄黃散清肝殺虫解毒綿璽散治膿水淋漓皆治外之良方內無餘毒者宜用此法若因肝脾疳火上炎或食甘肥而胃火內動或手足陽明經蘊熱或腎經虛熱各有不同皆元氣不足病氣有餘乘虛而發也焮痛作腫用仙方活命飲大蕪荑湯疳熱爲患用大蕪荑湯四味肥兒丸腎經虛熱用地黃丸當臨

制宜分五臟相勝審乳毋之氣何如扶助胃氣爲善

一女子患痧症因浴熱湯發熱如炎體强如痓此腠理開泄邪熱乘虚而内作用十全大補湯一劑頓安同時亦有患此症不用補劑者甚至不救

一小兒痘後遍身津滛作庠此兼因痧爲患用大蕪荑湯及蟾蜍丸而愈後作渴口中作痛用蟾蜍丸人中白散而安

一小兒痘後毒蝕腮余謂肝脾有熱助痧而患也用大蕪荑湯大蘆薈丸爲主以五味異功散爲佐月餘漸愈都以五味異功散佐以大蕪荑湯而痊

一小兒瞖閒痘毒蝕爛恪敷雄黄散益甚余謂兼肝脾痧也先用大蕪荑湯浛命餘各二劑又用九味蘆薈丸爲主以五味異功散爲佐月餘者症漸愈

一小兒患前症發熱作渴兩足噃熱余謂禀腎經陰虛不信恰服清熱敗毒而歿

一小兒痘出甚密先四肢患毒膿潰而愈後口患疳延蝕牙齦余先用大蕪荑湯活命飲各一劑又用蟾蜍丸人中白散而安

一小兒痘毒蝕陷敷雄黄散服加味解毒散而愈

一小兒臉患之作痛用仙方活命飲又敷雄黄散大蕪荑湯而愈

韶粉散治痘瘡毒氣未散瘡痂雖落其瘢猶黯或凹或凸此藥塗之

韶粉一兩　輕粉一兩

右煉豬脂油拌匀如膏塗之如痘痂欲落不落當用後方

羊髑骨髓

右入輕粉研成膏塗之如痘痒搔成瘡及瘡痂欲落不落用

上等白蜜塗之其痂自落亦無瘢痕神効

雄黃散治痘毒牙齦生瘡蝕瘡

雄黃一錢　銅綠二錢　右研細量瘡大小乾摻

綿繭散治痘毒蝕瘡膿水不絕

出蛾綿繭不拘多少

右用生礬末碎貫繭內以炭灰燒礬汁乾取出爲末乾貼之

九味蘆薈丸治痘毒成瘡齒蝕爛齦或透頰顋或肝脾瘡熱結核耳內生瘡兩目生翳耳中出水或小便出津拘中結核或大便不調肢體消瘦等症

胡黃連　宜黃連炒　蘆薈　木香

白蕪荑炒　青皮　白雷丸　鶴虱草各一兩

麝香三錢

右各另爲末糊丸麻子大每服半錢空心木湯下仍量兒用之

大蕪荑湯一名梔子茯苓湯 治痘瘡上攻口齒成疳發熱作渴大便不調髮黃脫落面黑便清鼻下生瘡乳食嘔吐等症

山梔仁三分 黃栢 甘草炙各二分 大蕪荑五分

黃連 麻黃根一分 羗活二分 柴胡三分

防風一分 白朮 茯苓各五分 當歸

右水煎服

導赤散

生地黃 木通 甘草各等分

右爲末每服一錢淡竹葉水煎

則草散治痘瘡搔癢成瘡膿血淋漓用屋爛草或蓋墻爛茅年遠者佳如無曠野生者尤佳爲末摻之如遍身患者須多摻

鋪蓆上令兒坐臥其瘡即愈

丹粉散治痘毒膿水淋漓

輕粉　黃丹各一錢　黃連末三錢　石研勻搽患處

立效散治一切胎毒瘡疥及風疹痛

大黃　黃栢　山梔　寒水石煅各等分

石為末用清油燭調搽若破而膿水淋漓用當歸膏

大楓膏治一切瘡疥

大楓子肉研膏　黃連各二兩　眞輕粉　枯礬

蛇床子各一兩　柏油六兩

右各另為末入大楓膏和勻更入柏油杵百餘即成膏矣每

用少許塗患處

加味小柴胡湯方見斑疹　加味逍遙散方見欲癰不癰

人參平肺散　犀角地黄湯二方見頂陷心煩
柴胡梔子散方見作痒抓破　三黄散方見班爛
八珍散方見頂陷灰白　地黄丸方見發熱屬陰陽
十全大補湯方見腹脹氣促　補中益氣湯
當歸補血湯　五味異功散
竹葉石膏湯四方見泄瀉咬牙　四味肥兒丸
加味解毒散　人中白散
東垣消毒救苦湯四方見夾疹痘　蟾蜍丸
清胃散　仙方活命飲三方見痘癰

癍症七

陳文宿先生云癍疹之症俗言疹子是肺胃布熱或時氣所作發於皮膚遍體狀如蚊蚤所咬凡色赤者十生二死色黑者十

無一生錢氏云癍症初發類似傷寒發熱五六日或七八日而出或乍凉乍熱或咳嗽泄瀉不食面赤眼光如水生眵或噴嚏痰涎或熱渴乾嘔或大便急而小便澁余竊謂前症若身熱煩渴者用升麻湯自汗煩渴者化癍湯煩瀉熱瀉白虎蒼术湯熱盛譫語導赤散咳嗽不已生地黃散吐血衄血或大小便血犀角湯喉間作痛甘桔防風湯咽喉腫痛玄參升麻湯乍凉乍熱小柴胡湯喘嗽不已柴胡五味子湯小便不利柴芩湯熱盛乾嘔解毒湯停食嘔吐或腹脹作瀉平胃散大便不通加枳實飲食已消或仍作嘔四君子湯大便秘或喘滿者先用前胡枳殻湯下之乃用春澤湯瘥後熱毒不除葛根黃連湯餘毒成瘡射干鼠粘子湯消毒餘又有夾疸而出者其勢最速乃血乘其勢而爲患也如大便哽用清凉飲少許下之癍退四君歸芪固其

元氣肢體疼痛用活命飲一服殺其毒氣仍用托裡散治之
一小兒七日不消頭痛發熱防其內陷此表邪未解用葛根麥門冬湯一劑頓解再劑而痊
一小兒惡寒發熱頭痛拘急先用人參羌活散一劑外邪頓散又用五味異功散而安
一小兒用飲不消增寒壯熱頭痛拘急此表邪未解也用人參敗毒散一劑而表邪退再用惺惺散而痊
一儒者年踰二旬患前症煩渴飲冷用竹葉石膏湯化斑湯各一劑熱渴頓愈用快班湯痘瘡頓起用八珍湯而痊
一產婦患此乃風熱所致用惺惺散而風熱散用六味活血湯而痊起發用八珍湯而痊
一小兒患此鼻塞聲重發熱作痒用人參消風散而表症愈後

發熱搔破膿水淋漓脉浮大安之無力此脾胃氣虚不能榮於
腠理朝用補中益氣湯夕用黄芪六一湯而愈後因感冒服表
散之劑煩躁發熱面目俱赤脉大而虚用當歸補血湯而痊
一小兒發熱作渴二便秘澁用大連翹飲二便隨通但嘔吐痰
涎腹痛不食此邪氣去而真氣復傷也用五味異功散而痊
惺惺散治風熱時氣瘡疹頭疼壯熱目澁多睡咳嗽喘麄

桔梗　真細辛　人參　甘草

白茯苓　川芎　白术各五分　薄苛

右水一盞姜三片煎服

黄連解毒湯治疹毒吐血乾嘔

黄連　黄栢　黄芩　梔子各三錢

右水煎量大小服

柴胡五味子湯治癍疹喘嗽（即小柴胡湯內加五味子）

小柴胡湯治癍疹乍凉乍熱似瘧喘嗽

柴胡（三錢）　人參　黄芩（各二錢）　半夏（一錢）

甘草　右生薑三片水一盞煎至六分溫服

柴芩湯治痘疹小便不利

柴胡　黄芩　豬苓　澤瀉

茯苓　白术（各一錢五分）　右薑水煎量大小服

人參消風散治癍症等症

人參（三錢）　荆芥穗　甘草（炙）　陳皮（各五錢）

白殭蠶　茯苓　防風　芎藭

藿香　蟬蜕（各三錢）　厚朴（薑製三錢）　羌活（二錢）

右每服一錢水煎服

人參敗毒散治瘫疹發熱惡寒咳嗽等症

人參　茯苓　川芎　羌活

獨活　前胡　柴胡　枳殼麩炒皮

桔梗　甘草炒各等分　右每服二三錢水煎

生地黃散治痘疹煩熱咳嗽

生地黃　麥門冬各一錢半　杏仁　陳皮各一錢

甘草五分　右水煎服忌酒醋鹽酸之物

白虎蒼朮湯治痘疹瘫症　玄參升麻湯

化瘫湯三方見水痘麻痘　升麻葛根湯方見後

乾葛麥門冬湯　犀角湯二方見頂陷心在

快瘫湯方見頂陷心煩　六味活血散

活命飲二方見痘癰　大連翹飲

春澤湯

葛根黃連湯四方見夾疹痘

當歸補血湯

黃芪六一湯方見作癢抓破

射干鼠粘子湯方見靨後發熱

前胡枳殼湯方見痘滞唾稠粘

四順清凉飲方見大便不通

人參羌活散

五味異功散

補中益氣湯三方見寒戰咬牙

竹葉石膏湯方見泄

甘桔防風湯方見痘寒戰

四君子湯方見不靨悶亂

水痘麻痘八

陳文宿先生云水痘之症身熱二三日而止或咳嗽面赤眼光如水或噴嚏咳唾稠粘與痘不同易出易靨不能為害湯氏望先生云麻痘乃天行時氣熱積於胃胃主肌肉故發於遍身狀如蚊子所嚙色赤者十生一死色黑者十死一生此症亦與癍

症不同其瘢症如錦紋而但空鈌處如雲路之狀麻症乃遍身而無空處但以疎密之不同耳麻痘初出咳嗽煩悶嘔逆清水眼赤咽喉口舌生瘡用黄連杏仁湯若催出而成斑爛如錦紋或膿水腥臭心胸咳悶嘔吐清水不時身熱用黄芩知母湯初起發熱疑似之間可服升麻湯然麻症始終宜用麻黄湯表之痘症表與下皆不可大抵發熱煩渴用升麻葛根湯發熱咳嗽人參麥門冬湯發熱煩躁小便不通大連翹飲冬寒腠理閉寒

葛根橘皮湯

一小兒患之發熱作渴遍身作痛大小便乾澁此熱毒欝滞於内用葛根麥門冬湯一劑頓安又用解毒湯而愈

一小兒患此身痛發熱煩躁此風邪搏於表也用玄參升麻湯諸症頓解但倦怠發搐此脾虚為肝所侮也用和肝補脾湯而安

一小兒患此腹痛煩渴面赤咳嗽痰涎用升麻湯一劑遍身如錦用化斑湯一劑而安又用人參麥門冬散而愈

一小兒疹隱於肉裡而不現煩渴躁熱衄血吐血或便血用解毒湯犀角湯各一劑而血止又用導赤散而愈

一小兒患此寒熱乾嘔先用小柴胡湯加生地黃而寒熱止用解毒湯而發用生料四物湯而全愈

一小兒患此五日不消發熱煩躁右關脉洪數而有力此胃經實熱先用化斑湯一劑又用參滑散而愈三豆飲治天行痘瘡始覺即服之多者必少少者不出

小赤豆　黑豆　菉豆各一百粒　甘草節五錢

右水煑發任食之七日自不發

參滑散治水痘

地骨皮　麻黄去節一分　人參　滑石
大黄煨一分　知母　羗活　甜葶藶炒一分各
甘草炙半分

右爲末每服半錢水一小盞小麥七粒煎數沸每服三五匙不可多服

按前方發表散邪踈通内熱之峻劑若遍身作痛壯熱煩躁作渴飲冷大便秘結小便澁滞喘嗽等症宜多屬表邪或發熱引飲小便赤澁者當用升麻葛根湯如無他症不必用藥

和肝補脾湯治風熱瘡疹脾土不及肝木太過
人參　陳皮　川芎各五分　白术
茯苓　芍藥各七分　柴胡　甘草炙各三分

山梔炒四分　右作二劑水煎服

白虎蒼术湯

石膏四錢　蒼术一錢五分　知母一錢　甘草五分

粳米一撮　右水煎服

黄連杏仁湯治麻痘漸出咳嗽煩悶嘔逆清水眼赤咽喉口舌

生瘡作瀉

黄連一兩　陳皮　麻黄去節　杏仁去皮尖麩炒

枳殼炒　葛根各五錢

右每服二錢作瀉者加厚朴甘草

黄芩知毌湯治麻症癍爛隱疹如錦紋或膿腥臭心胸悶悶嘔

吐清水溫壯不時

葛根　知毌洗　黄芩　麻黄去節

陳皮　杏仁（去皮尖）　甘草（各等分）
右每服二錢若不嘔逆去陳皮加芍藥如吐則用之
升麻葛根湯治瘡疹初起發熱咳嗽似傷寒未辨麻疹
白芍藥　川升麻　甘草　乾葛（各等分）
右水煎每服三錢
化癍湯治癍疹渴熱
人參　知母（各一錢）　甘草（五分）　石膏末（四錢）
右加粳米一撮水煎量服之
葛根橘皮湯治發癍煩悶嘔吐清汁兼治麻痘等症
葛根　陳皮　杏仁（去皮尖）　麻黄（去節）
知母（炒）　甘草　黄芩（各半兩）
右每服二三錢水煎

玄參升麻湯　治斑疹已發未發，或身如錦紋，甚則語言煩躁，喉閉腫痛。

玄參　升麻　甘草各等分

右每二三錢，水煎服。

烏梅丸

烏梅三十箇，酒浸，肉研爛　細辛　乾薑　附子炮，各一兩

蜀椒四兩　黃連一兩　當歸四兩

右爲末，烏梅肉與米飯和丸，桐子大，每服數丸，白湯下。

羌活散即人參敗毒散加天麻、地骨皮　犀角湯方見頂陷心在

葛根麥門冬湯方見頂陷心煩　升麻葛根湯方見痘寒戰

解毒湯　人參麥門冬湯一名麥門冬散，方見發熱口渴

小柴胡湯二方見斑症　大連翹飲方見夾疹痘

四物湯方見斑痘出　導赤散方見痈蝕之症

痘瘡生癰毒治之症九

陳文宿先云痘疹首尾不宜與水喫若恣與之痘靨生之後其痂遲落或生癰腫鍼之而成疳蝕以致難愈蓋脾胃外主肌肉飲水過多濕損脾胃傳於肌膚則津液衰少氣血不能周流凝結不散故瘡痂遲落而身生癰腫也張潔古先生云癰腫發於身前手陽明經也發於四肢足陽明經也丹溪先生云痘癰多是餘毒血熱所致當分上下用藥而以涼血爲主大便燥實加大黄如不應當分經絡所屬血氣虛實其膿成否竊謂前症初起未成膿者用活命飲隔蒜灸治而消之欲成膿者用活命飲解而潰之氣血虛者八珍湯實而潰之虛而不能斂者托裡散補而斂之大凡發熱腫痛大便不結用仙方活命飲及隔蒜灸

法大便秘結用仙方活命飲加大黄大黄已通腫痛未退再用活命飲一服用托裡散裡其元氣若發熱倦怠大便調和用補中益氣湯未應亦用隔蒜灸若潰而發熱口乾肢體倦怠用東垣聖愈湯膿水淋漓不時發熱用四君參芪若因乳母肝經血虚發熱用加味小柴胡湯肝脾欝怒發熱用加味歸脾湯膏粱厚味積熱用加味清胃散如專與凉血用敗毒等藥復傷元氣必致成者不能潰潰者不能斂矣

一小兒腿内側患之痛甚作渴大便不通小腹作脹此表裡俱有毒未盡用活命飲加硝黄一服諸症頓退却去硝黄再劑而痊

一小兒左脇近腹患之甚痛惡寒發熱肢體亦痛此餘毒兼外邪也用活命飲加麻黄一服外邪悉退瘡毒亦减仍用前劑去麻黄及聖愈湯而痊

一小兒赤腫作痛內服外敷皆寒凉之藥用活命飲一服痛頓止而腫未消此凉藥血凝而然也用六味活血散及隔蒜灸而痊
一小兒痘出甚密先四肢患腫余謂脾經熱毒用活命飲之類而愈後患口疳流涎牙齦蝕傷用大蕪荑活命飲各二劑却用蟾蜍丸搽入中白散而愈
一小兒臂患腫痛色赤此欲作膿也用托裡消毒散二劑而膿成又二劑而膿潰用托裡散將愈而發熱惡寒用十全大補湯而愈
一小兒兩腿臂膝俱腫不能舉動而痛用黃豆末熱水調敷服活命飲而消
一小兒痘毒潰而腫不消煩躁作渴小便如淋手數尋空此肝脾虛熱也用八珍湯加減八味丸料各二劑而安又用大補湯而愈
一小兒痘毒腿膝腫此脾腎虛而毒流注也用如聖餅及活命

飲四劑腫痛頓減再用益氣湯地黃丸而痊

一小兒腿膝腫潰膿水不止晡熱體倦先君謂元氣復傷陰虛所致用補陰八珍湯地黃丸而愈

一小兒痘毒敷寒凉藥內潰不愈清膿甚多此元氣虛也朝用益氣湯夕用八珍湯各五十餘劑佐以豆鼓餅而愈

一小兒腮患毒用活命飲腫痛已退肢體甚倦此邪氣去而元氣虛也用聖愈湯元氣少復用托裡散而痊

一小兒左耳下連項赤腫作痛此少陽膽經火症用梔子清肝湯治其母用活命飲治其子而痊復後作誤服敗毒散潰而不斂瘡口色白余用托裡散而痊

一小兒出痘七日寒熱作渴兩脇及臂外患痘疔此屬膽經也挑出黑血以小柴胡湯加生地黃一劑熱渴頓止又用活命飲

而痓

一小兒患此面腫腫色如故脉浮而大按之微細余謂此元氣虚而邪從之也當補元氣爲善不信及服犀角丸化毒丸而歿

神効隔蒜灸法治痘癰大痛或麻木痛者灸至不痛不痛者灸至痛其毒隨火散用大蒜頭切三分厚安上用小艾炷於蒜上灸之每五壯易蒜再灸痛不止尤宜多灸小兒須將蒜切片着肉一而鑿剜小空灼艾燃蒜先置大人臂上試其冷熱得宜然後着瘡上又别灼如前法試之以待相易勿令歇

仙方活命飲治痘疔痘毒及一切瘡毒未成即消已成即潰此消毒敗膿止痛之聖藥

金銀花　陳皮各三錢　皂角刺炒　川山甲蛤粉炒用

乳香　没藥　白芷　防風

當歸各一錢　貝母　天花粉　甘草節各七分

右每服五錢酒煎嬰兒毋同服爲末酒調服亦可若勢甚而邪在表者加麻黄散之而毒在内者加大黄下之當臨症制宜此解回生起死之劑但元氣脱者不治

六味活血散治癍疽瘡痛初起紅腫不散

當歸　川芎　赤芍藥　生地黄

紅花　蘇木各等分　右水煎量服之

托裡散治痘毒元氣虚弱不能潰散未成用之自消已成用之自潰

人參　黄芪炒各二錢　當歸酒洗　白术

陳皮　熟地黄　茯苓　芍藥炒各一錢五分

甘草炙五分　右三五錢水煎服

托裡消毒散治痘毒氣血虛弱不起發腐潰收斂或發寒熱肌肉不生

人參　黃芪　當歸酒洗　川芎

芍藥炒　白朮　陳皮　茯苓各一錢

金銀花　連翹　白芷各七分　甘草五分

右每服三五錢水煎

東垣聖愈湯治膿潰心煩無寐體倦少食

熟地黃自製　生地黃各二分　人參　川芎各三分

當歸　黃芪各五分　右水煎服

濟生歸脾湯治脾血虛損健忘驚悸或心氣虛不能攝血歸源以致妄行或吐血下血或因乳母心脾二經有熱瘡不結痂或瘡痕赤色加柴胡山梔即加味歸脾湯

人參　白茯苓　黃芪　白朮

龍眼肉　當歸　遠志　酸棗仁炒各二錢

木香一錢　甘草五分　當歸身一錢

右薑棗水煎毋子同服

東垣清胃散治胃經有熱齒牙作痛或飲冷作渴口舌生瘡或脣口腫痛焮連頭面或重舌馬牙吐舌流涎若因服尅代之劑脾胃虛熱口舌生瘡或弄舌流涎或嘔吐困睡大便不實者用五味異功散

升麻五分　生地黃四分　黃連　牡丹皮各三分

當歸稍四分　右水煎服嬰兒毋亦服

替針丸治痘癰膿已成不潰

陳壤米一錢　硇砂五錢　雄雀糞四十九粒直雄雀糞直者是也

右爲末米粥丸如麥粒大每用一粒粘瘡頭上以膏藥貼之
半晌其膿自出若瘡頭透而膿不出或出而愈痛或發熱血
氣虛也用托裡散或作嘔吐痰食少體倦脾氣虛也用六君
子湯

神効大乙膏治一切瘡疽潰爛

玄參　白芷　當歸　肉桂

赤芍藥　大黄　生地黄各一兩

右㕮咀用麻油四十兩入銅鍋内煎至藥黑濾去柤徐入净
黄丹一斤再煎滴水成珠捻軟硬得中即成膏矣

神効當歸膏治痘毒津淫或湯火等症及瘡腐不能生肌收斂者

當歸　黄蠟　生地黄各一兩　麻油六兩

先將當歸地黄入油煎去柤入蠟熔化候溫攪匀

即成膏矣

豆豉餅治瘡瘍腫痛或硬而不潰及潰而不斂并一切頑瘡毒癤用江西豆豉爲末唾津和成餅大如銅錢厚如三四錢置患處以艾鋪餅上灸之未成者即消已成者祛逐餘毒間有不効者乃氣血虛敗之症參疔瘡論灸法用之

神功散治瘡瘍初起腫痛者用之可消加血竭更効

黃柏炒爲末二錢　草烏生爲末二錢

右用漱口水調敷常以漱水潤之

飛龍奪命丹治疽疔疽毒疽癰或麻木嘔吐重者昏憒咬牙

蟾酥乾者酒化　輕粉各一錢　枯白礬　寒水石

銅碌　乳香　没藥　麝香各二錢

朱砂六錢　蝸牛四十二箇另研如無亦可

右各爲末入蟾酥蝸牛或加酒少許糊丸菉豆大每服一丸溫酒或葱湯送下重者外用隔蒜法灸甚者多灸或着肉灸

五福化毒丹治痘毒實熱腫痛

生地黄　熟地黄　天門冬去心　麥門冬去心

玄參各二兩　甘草　甜硝各三兩　青黛一兩五錢

右爲末蜜丸芡實大每服一丸白湯化下

犀角消毒丸治痘疹餘毒一切瘡毒

生地黄　荆芥　當歸　犀角屑

防風　牛蒡子炒杵　赤芍藥　連翹

桔梗各七錢　薄荷　黄芩　甘草

右爲末蜜丸芡實大每服一丸白湯化下

按化毒丹降火凉血解毒寒中之劑消毒丸清熱解毒破血

之劑益小兒臟腑脆嫩元氣易傷況痘後氣血皆虛豈能勝當此劑若胃氣一傷則未成者不能消散已成者不能腐潰已潰者不能生肌殊不知痘瘡乃臟腑所發遍身之血皆化爲膿況此方愈而患此乃脾胃虛怯肌肉消弱榮衛短濇所致治者審之

蠐螬丸

蠐螬一枚夏月溝渠中腹大不跳不鳴身多癩瘺者

右取糞蛆一杓置桶中以尿浸之桶上要乾不令蟲走出却將蠐螬撲死投蛆中食一晝夜以布袋盛置浸急流水中一宿取出瓦上焙爲末入麝一字粳米飯丸麻子大每服二十丸米飲下

八珍湯方見頂陷灰白

小柴胡湯方見痘症加生地黃山梔即加味小柴胡湯　十全大補湯方見腹脹氣喘
梔子清肝散即柴胡梔子散方見作痒撥破
當歸補血湯　補中益氣湯二方見寒戰咬牙
六味地黃丸加五味子肉桂名加減八味丸　四君子湯方見痘不靨悶亂
加味逍遙散方見欲靨不靨　加味歸脾湯方見痘痂
加味清胃散方見痘不結痂　大蘆薈丸方見風邪搏於肝脾
人中白散　如聖餅
補陰八珍湯三方見夾疹痘

痘疔十

痘疔又謂之賊痘或三五枚或五七枚間雜于諸痘之間其色紫黯作痛不寧以致諸症蜂起不能貫膿甚至不救乃熱毒勢甚併結也用仙方活命飲如二便秘澁量加大黃遍身拘急加

麻黄外必用線針挑破出黑血或吮出毒血以泄其毒餘痘纔得貫膿否則其毒無從而解必致不起如未應急用隔蒜灸若毒氣盛者或不知痛者不用蒜隔就着肉灼艾灸之若灸後瘡頭紅腫發焮用針挑破出毒血灼艾尤好雖此法未出方書予屢用屢驗者世多用至寶丹之類亦不可恃

一小兒有疔二枚諸痘焮赤作痒而不貫先君以針挑破隔蒜灸至五十餘炷而貫又十餘壯而痛止用活命飲末二錢熱酒調服出紫血又二服疔毒悉退痘漿悉貫更用犀角消毒散而愈

一小兒患疔挑出毒血服活命飲而痘愈但疔處或痒或痛痘用活命飲隔蒜灸而愈用參芪四聖散而靨

一小兒痘內有疔數枚雖挑出毒血餘毒不解先君用仙方活命飲一劑徐徐灌之毒解漿貫而愈

一小兒患痘疔遍身𤷍如丹毒內紫色者三枚用活命飲隔蒜灸其勢漸退又用活命飲末二錢漿漸貫更用四聖散犀角消毒散而愈

一小兒出痘第七日寒熱作渴兩脇及臂外側膽經各患痘疔先用針挑出黑血乃用小柴胡湯加生地黃一劑熱渴頓止又用活命飲一劑而痊

一小兒出痘稠密痛甚色赤翌日變黑索水飲之神思稍清先用活命飲末冷酒調服三錢痛雖稍緩其痘如指色赤腫高又用奪命丹一粒腫痛十減六七又用活命飲末一服溫酒調又得減三四再服而漿貫却用四聖散而痊

犀角消毒散治癍疹丹毒發熱痛痒及瘡疹等症

牛蒡子　甘草　荊芥　防風各五分

犀角鎊二分　金銀花三分　右水煎熟入犀角傾出服

仙方活命飲

飛龍奪命丹　隔蒜灸法三方見痘癰

四聖散方見腹脹氣促　小柴胡湯方見癍症

麥疹痘十一

夫疹乃風邪外患痘爲胎毒內發二症並作臟腑俱病也二者相雜赤暈發焮痘瘡愈盛誤謂痘出大密多不可救然此乃疹夾痘也當治以人參羌活散疹毒卽解痘勢亦退其元氣虧損不能結痂當補脾胃爲急也

人參羌活散治時氣痘疹兼於發表

人參　羌活　獨活　柴胡

前胡　桔梗　茯苓　枳殻

川芎　天麻　甘草　地骨皮各三分

右入薄荷五葉薑水煎服

東垣消毒救苦湯治瘄疹悉自消化使令不出已出稀者再不生瘄十一月立此方隨四時加減通造化明藥性者能之

麻黄根　羌活　防風　升麻各五分

柴胡　川芎　藁本　葛根

酒黄芩　生地黄各二分　細辛　生黄芩各一分

黄連　酒黄栢　紅花少許　蘇木

當歸身　吳茱萸五分　白术　蒼术二分

生甘草一分　橘皮　連翹半分初出減出大盛音加之

右每服三五錢水煎熱服

入中白散

人中白煅一兩　黄栢炒黑三錢

右爲末搽口內

如聖餅治一切瘡瘍硬腫不能消散或毒不能解散

乳香　沒藥　木香　血竭

當歸等分　麝香少許

右各另爲末酒糊和爲餅炙熱頻熨患處惡瘡加蟾酥等分

四味肥兒丸肥兒丸一名小治食積脾疳目生雲翳口舌生瘡牙齦腐

爛發熱瘦怯遍身生瘡等症或痘後患之

黄連炒　蕪荑炒　神麴炒　麥芽炒等分

右爲末水糊丸桐子大每服二三十丸空心白湯下

加味解毒散治癍疹痒痛寒熱甚者煩躁讝語并痘毒發熱咽

乾

犀角鎊五錢　連翹炒二錢　牛蒡子炒三錢　薄荷一錢
甘草五分　右爲末每服一二錢滚湯調下

補陰八珍湯即八珍湯加黄栢知母炒黑

葛根黄連湯治疹後身熱不除

葛根五錢　黄連三錢　黄芩二錢　甘草一錢半

右水煎服

獨參湯人參一兩薑棗同煎

人參　白术　茯苓　澤瀉　猪苓　右水煎服

春澤湯

大連翹飲

連翹　黄芩　罌麥　木通　滑石　柴胡　防風
荆芥　甘草　蟬蜕　山梔　赤芍藥

右每服三四錢水煎服

保嬰撮要卷十九續集　　薛氏醫按

吳郡薛　巳著　　江都吳中珩校

痘稠密　一

張潔古先生云一發稠密如針頭者形勢重也輕其表而涼其內連翹升麻湯主之然稠密之處各有經絡部分所屬頦主心面主冐腹與四肢主脾脇主肝兩腋主肺下部主腎肩背主胸胱當隨見症治之若面色黄大便黑煩躁喘渴或腹脹者瘀血在內也用犀角地黄湯或抱龍丸生犀角汁但根窠分明肥滿者無妨竊謂前症若屬心經用導赤散之類肝經用犀角散之類肝經用柴胡湯之類大凡稠密者熱毒熾盛也若密而不痛用東垣消毒散若密而作痛用仙方活命飲若密而小便不通用八正散若密而大便不通用承氣湯若密而惡寒發熱用麻

黄甘草湯一小兒十三歲痘瘡稠密而痛脉洪數而有力先君用仙方活命飲二劑先出者痛頓止後出者隱於肉裹用東垣消毒散二劑隱者悉消又用活命飲一劑脉靜身安而痊

一小兒出痘稠密身側尤甚焮赤呻吟飲乳不徹先君謂肝膽之火助邪爲患故身側尤多乃乳母肝火傳變也用柴胡梔子散治其母子飲數滴而靨

一小兒痘瘡甚密身側尤甚貫膿不滿不紅活或云當歿於十二日余以爲氣血虛弱用八珍湯加糯米百粒數劑至十五日而愈

一小兒痘密而灰白色始未悉用補托之藥安後飲食過多嘔吐面青白唇目牽動先君以爲慢脾風症之漸不信翌日手足時搐用五味異功散加木香乾薑而愈

一小兒痘稠密色赤先君以爲熱毒用東垣消毒散一劑初出者頓起後出者悉没再劑如期而靨

一小兒稠密色黒煩躁喜冷手足並熱先君謂火極似水令恣飲芹汁煩熱頓止先用犀角地黄湯次用地黄丸料服之而愈

一小兒稠密出遲用四聖散而起發用參芪內托散而靨後發熱惡寒用八珍湯而愈

一小兒痘密而痛用東垣救苦湯一劑痛頓止用柴草木通湯而愈

一小兒痘密身痛如刺用活命飲一劑其痛卽止又用犀角消毒散而愈

一小兒痘初出密痛用東垣救苦湯痛頓止又用四聖散而發用犀角消毒而愈

麻黄甘草湯治表實痘毒焮盛稠密

麻黄　生甘草

石水煎服

柴胡梔子散方見作痒抓破　紫草甘草枳殼湯方見痘喘

甘桔防風湯方見痘陵軟　東垣消毒散一名救苦湯方見痘身痛

紫草木通湯方見小便不利　仙方活命飲方見痘癰

六味地黄丸方見痘瘡發熱屬陰陽　四聖散方見痘腹脹氣促

小柴胡湯方見癍症　柴胡清肝散即柴胡梔子散一方見痘湖熱

紫草散方見頂陷心煩　抱龍丸方見痘癎搐

犀角消毒散方見痘疔

痘吐瀉

痘疹方云痘疹吐瀉蓋因脾胃不和飲食不調煩渴嘔吐泄瀉

並用白术散然瘡疹皆賴脾土脾土實則易出易靨萬物得上

氣溫煖而生吐瀉則傷脾土遂有更變之症夏月中暑煩渴瀉或腹痛或欠筋用五苓散加藿香復食吐瀉用小異功散手足並冷者用益黃散荳蔻丸頂陷灰白用木香散瘡正出而吐瀉者或見血者俱爲逆症難治竊謂前症雖因脾胃不和然邪實上焦則宜吐邪實下焦則宜瀉如吐瀉噯腐呑酸皆宜宣發但微甚不同耳張翼之云若痘疹吐瀉少食爲裡虛陷伏倒靨灰白爲表虛二者俱見爲表裡俱虛合用十二味異功散救之甚至薑附靈砂亦可用若止裡虛去官桂止表虛減肉荳蔻若能食便秘倒靨爲裡實而補當用錢氏及丹溪法下之皆爲能食爲裡實裡實而補則結癰毒紅活結凸爲表實表實而補則潰爛不結痂凡痘見癍便忌葛根湯恐發表虛也如有更變當隨症治之

一小兒痘初出忽吐瀉飲乳不歇屬脾胃虛弱用人參白术散作大劑毋子並服又用五味異功散爲末時以乳調服吐瀉止而醫

一小兒出痘作瀉手足並冷用十二味異功散稍愈又用五味異功散加薑桂一劑而止又去薑加木香一劑再用參芪四聖散而醫

一小兒痘瘡愈而作瀉不食此脾氣內虛先用五味異功散而瀉止食進後又傷食吐瀉發搐仍以五味異功散加天麻柴胡而愈

一小兒痘後作瀉腹中疼痛手足並冷此脾氣虛也用五味異功散加乾薑一劑乃去薑又數劑而痛止又用六君子湯加柴胡而瀉止

益黄散治瘡疹因煩渴飲水過多而傷脾胃吐瀉

丁香　訶子煨　青皮　陳皮

木香各等分

右爲末每服一錢水煎

橘皮湯治嘔吐不止飲食不入

陳皮　生薑各一錢　人參五分

右水煎作三四次服之

生氣散治脾胃氣虚吐瀉肚腹膨脹飲食不化或腹痛不止

丁香　甘草各五分　白术　青皮

木香　人參各七分　右水煎徐徐服

五苓散方見水便不利　五味異功散方見寒戰咬牙

對金飲治傷食吐瀉方見不霍閉亂　荳蔻丸方見泄瀉咬牙

十一味木香散　十二味異功散二方見頂陷灰白

人參白术散方見發熱屬陰陽　參芪四聖散方見腹脹氣促

六君子湯方見不靨悶亂

自汗

痘疹方云初起時自汗不妨蓋濕熱薰蒸而然也竊謂前症因邪在經絡自能發散使邪氣外泄若見此症不當用芪桂之屬以實腠理且自汗則痘熱已輕升麻葛根之類在所當禁恐發泄太甚則津液內耗陰隨陽散難以收靨靨後最宜審治若血虛者用當歸補血湯氣虛者用四君子加黄芪氣血不足者十全大補湯若飲食自汗者異功散楊氏云痘瘡一見紅點升麻葛根便不可用此語甚是但此爲表虛及無表症者而論若或邪在表痘赤綻焮者又當用麻黄甘草湯汗之腫焮作痛者用活命飲加麻黄散之蓋自汗盗汗爲病不同自汗者汗無時而

自出也屬陽虛盜汗者睡則汗出寤則汗收也屬陰虛汗者血之所化陰氣不能閉藏所以睡則汗出也痘家當以補血爲主若當歸補血湯六味地黄丸八珍湯人參養榮湯之類皆可因症施治又有胃虛者宜用四君及浮麥散食積内熱者宜用四君麴蘗末醫之際恐致氣血虛而不能結痂既醫之後尤防血脱陰虛陽無所附矣

一小兒痘將出自汗作渴發搐此心肝二經熱甚用柴胡麥門冬散而熱症退用紫草快斑湯痘悉見又用四聖散而結靨

一小兒痘出自汗發搐流涎此木火侮土先用五味異功散加鈎藤鈎諸症頓減次以五味異功散加柴胡而安

一女子出痘色赤自汗發搐作嘔此肝火侮土先用五味異功散加柴胡鈎藤鈎熱搐悉愈又用托裡散漿貫而愈

一小兒痘出自汗面赤作渴手足並熱大便乾黃此腸胃皆熱用瀉黃散末一服諸症頓退又用托裡散功散加山梔麥門冬而痊

人參養榮湯　治氣血俱虛發熱惡寒肢體瘦倦食少作瀉或久病虛損口乾欬而下痢驚熱自汗盜汗

白芍藥炒一錢半　人參　陳皮　黃芪炒

桂心　當歸　白朮炒　甘草炙各一錢

熟地黃自製七分　五味子杵炒七分　遠志五分

右每服二三錢薑棗水煎

麻黃甘草湯

麻黃　甘草等分

右每服一錢水煎

浮麥湯

浮麥不拘多少 炒香

右每服三五錢水煎

當歸六黄湯治血氣不足虛火內動煩躁自汗盜汗不止 方見煩躁

痒塌

陳文宿先生云痘瘡痒塌若臟腑調和血氣充實外常溫煖內無泠氣必無此症設服宜利之藥所致宜用異功散治之丹溪云痘疹痒塌者於形色脉上分之實則脉有力氣壯虛則脉無力氣怯虛痒則實之更加凉血藥實痒則大便秘結以凉藥下之竊謂前症若色赤而兼痒者屬血虛有熱用四物牡用皮色白而兼痒者屬氣虛有熱用四君加芎歸若發熱大便秘結者用犀角消毒散發熱大便調和者用麥門冬飲寒別渴瀉喘嗽聲啞氣急先用十一味木香散如未應急用十二味異功散外

用則草散敷之若寒戰咬牙煩熱喘渴足冷灰白內陷腹脹渴瀉者皆不治

一小兒出痘六日痒塌寒戰錢啓菴謂血氣虛寒用十一味木香散二劑而漿貫用參芪托裡散而靨脫後痕作痒用大補湯而痊

一小兒第七日痒塌少食手足俱冷發熱惡寒先君謂陽氣虛寒用十二味異功散一劑而痒止又用托裡散加肉桂四劑而漿貫用十全大補湯而結靨後痕赤作痒此血氣虛熱用八珍湯二十餘劑而愈

一婦人出痘熱數日而發見用紫草快斑湯雖紅活而痒塌詢其素勤勞元氣頗不充實用八珍湯煩熱漸止又用托裡散而靨

一小兒十六歲第九日痘塌口乾發痒手冷腹脹先君謂脾胃血氣虛弱用五味異功散加歸芪薑桂四劑痒漸止又用十全

大補湯六劑漿貫用八珍湯數劑而靨後遍身不時作痒或痘痕色赤用補中益氣湯而痊

一小兒痘漿不滿面赤作痒余謂血氣虛而有熱欲與温補不信服清熱之藥至十三日瘡痕色赤煩渴腹脹不食手足逆冷而殁

五味異功散治痘瘡脾胃氣虛痒塌方見寒戰咬牙

紫草快斑湯方見頂陷心煩　四物湯方見痘瘡出遲

四君子湯即六君子湯出陳皮半夏方見不靨悶亂　托裡散

犀角消毒散二方見痘癰　十全補湯方見腹脹

八珍湯　十一味木香散

十二味異功散三方見頂陷灰白

倒靨

丹溪先云痘瘡倒陷因真氣虛而毒氣不能盡出者生用黄芪

人參紫草酒製治之若將成就之際却淡色者屬血虚用當歸川芎之類或加紅花紫草屬熱毒者用升麻芩連梗翹之類甚者用犀角居大解痘毒竊謂前症若熱毒方出忽被風寒閉寒肌竅血脉不行身體作痛或四肢微厥痘點不長或變青紫黑色者此爲倒靨若胃氣虚弱不能補接榮衛出而復没者謂之陷伏誤用解毒之藥必致陷塌若喜熱飲食手足並冷者乃脾胃虧損陽氣虚寒之症宜用辛熱之劑補之喜冷飲食手足逆熱乃陽氣實熱之症宜用苦寒之劑瀉之外感風寒者温散之毒入腹者分利之陽氣虚者温補之外寒觸犯者薫解之陳宿州先生用十二味異功散以預保脾土於未敗之先實發前人之未發開萬世之矇瞶也

一小兒痘將愈忽黑陷余謂氣血虚用紫草散加人參當歸又

用參芪托裡散而愈

一小兒將愈而倒靨咬牙寒戰手足並冷飲沸湯而不知熱用十二味異功散一劑諸症頓退却用五味異功散倍用參术數劑而愈

一小兒痘飲食多而作吐服枳术丸色黑將陷用五味異功散加乾薑二劑貫漿而靨

一男子發熱昏憒數日發紅點用快癍湯托裡散貫漿將靨忽發熱惡寒瘡黑倒靨手足並冷口渴飲湯此陽氣虚寒也用獨參湯四劑諸症漸愈而靨

一小兒兼嘔手足並冷余謂脾氣虚寒欲用十二味異功散不信另用雜藥而歿

成都方士禹太和治痘瘡黑陷垂死者用壁間喜蛛如黄痘大

者一枚擂爛一歲兒用雄黃一分二歲二分十歲者用一錢入蜘蛛內研勻用好燒酒調服愚意此卽木香散異功散之類也若因陽氣虛寒不能榮運遍身以致四肢逆冷腹脹唇青黑陷者宜用燒酒若因元氣虛弱色白隱於肌膚而不能起發者宜用陳酒亦不可拘泥於就酒也若小兒未及週歲或兒大者宜酌量與之不可拘於标的也又有一等痘氣血俱虛者或色淡紅不光澤不起發或驚悸咬牙者加紫草紅花以用之

七味白术散方見發熱驚陰陽　十一味木香散

十二味異功散二方見痘灰白色

癍爛

閻人氏云痘癍爛之症因當發散而不發散則毒氣閉塞以致喘促悶亂不當發散而誤發散則毒隨陽氣暴出於外遍身皮

膚潰爛治宜調脾胃進飲食大便調和榮衛徤旺毒氣自解而無目赤咽痛口瘡吐衄等虛竊謂前症若發表過甚大便自利急用理中丸荳蔻丸以救其裡亦有痘疹如蚊蚋嚙而色黑乃危症也若大小便秘結煩躁用山梔子湯猪尾血調腦子治之自利不食者不可用蓋毒發於表而妄汗之則腠理開泄榮衛益虛轉增瘡爛由是風邪乘虛變症者有之若毒根於裡而妄下之則內氣愈虛毒不能出而反入焉由是土不勝水變黑歸腎身體振寒兩耳尻冷眼合肚脹其瘡黑陷十無一生治者審之

一小兒患此發熱作渴手足並冷此脾經熱毒先用瀉黃散五分又用七味白术散而愈

一小兒患此但惡寒發熱體倦頭痛人迎脉大於寸口二三倍此風邪外傷用補中益氣湯加川芎蔓荆子人愈而自靨

一小兒患此口舌生瘡手足並冷余謂此中氣虛而內熱耳用五味異功散議論不一猶豫未服翌日腹痛口噤余用前藥更加乾薑一劑諸症稍緩再劑而愈

一小兒患此或痒或痛發熱口渴先用白朮散次用補中湯而愈後因作課勞心發熱頭痛痘痕焮赤用補中湯加蔓荊子及八珍湯而愈

一小兒患此作痛喜飲熱湯發熱惡寒手足並冷余謂此中氣虛而外假熱也用補中湯加參芪各三劑四劑而愈

一小兒患之多在兩脇時發寒熱此肝經之症用加味逍遙散而寒熱退又二劑而脇痛止及立效散而痊

一小兒患之作渴發熱額間爲甚此心經有熱先用導赤散母服漸愈又用柴胡梔子散傳三黃散而痊

一小兒患之發熱作渴面目多白尺脉數而無力此稟足三陰虛也用地黃丸補中湯壽愈畢姻後患瘵症服黃栢知母等藥幾危余仍用前藥而痊

一小兒患此體倦惡寒此脾胃氣虛也用補中益氣湯數劑而愈後因飲食停滯發熱而痘痕復赤先用陳皮參朮神麯山查消食仍用補中益氣湯調補脾胃而愈若誤用敗毒之劑必不起矣

一小兒痘愈後因勞痘痕作痒搔破膿水淋漓面色皎白脉浮大按之如無余用補中益氣湯漸愈或云先攻其邪而後補之乃用消風散變痓汗出口噤而死惜哉

山梔子湯治痘疹及瘢痕狀如蚊蚤䘌毒盛黑色者

梔子仁一兩　白蘚皮　赤芍藥　升麻各一兩

寒水石　甘草炙各五錢

右爲末每服一錢水八分入柴草

三黄散治瘡熱生瘡膿水浸淫膿流處便濕爛

松香　五倍子　黄連　黄丹

海螵蛸各一錢　輕粉　雄黄

右爲末用瑩肌散煎洗滲之乾者香油傳

豆蔻丸方見泄瀉咬牙　五味異功散

補中益氣湯二方見寒戰咬牙　柴胡梔子散即柴胡清肝散

加味逍遥散方見欲靨不靨　地黄丸即六味地黄丸

七味白术散二方見發熱屬陰陽　瀉黄散方見靨後發咽痛

導赤散　立効散二方見風邪搏於肌膚

痘癎搐

錢氏云痘疹癎搐由内相勝也惟心癍脾疹能作搐蓋疹爲脾

所主脾虛而不勝土風熱相搏而動於心神心喜熱神氣不安因搐成癎癡爲心所生心主熱熱生風風屬於肝二藏相搏風火相爭故發搐當瀉心肝若凉驚用凉驚丸溫驚用粉紅丸海藏云諸痛痒瘡瘍皆屬心火無論虛實皆從心火上說脾虛則肝氣乘之與心火相合耳若脾土實心火旺而逆乘以致癎者此實邪也便結者瀉青丸便軟者瀉心湯潔古云未出而發搐者是外感風邪之寒內發心火之熱所作也當用解毒丸犀角地黃丸主之世傳云瘡疹欲出身熱煩躁忽發驚搐宜用驅風膏小如聖飲小便不通八正散痰涎壅盛利驚丸抱龍丸丹溪云欲發瘡疹先身熱驚跳搐搦此非驚風宜用發散之藥竊謂前症瘡疹未見而先發搐者乃毒氣自心經出也若病勢輕緩或形氣虛弱者不宜用峻厲之劑恐元氣內損則毒氣內陷而

瘡不能起發或外感風寒之邪內作瘡疹之熱而相搏或肝血虛火動而內生風當補元氣為主佐以見症之劑然前方多峻厲之劑宜有是症方可用須察其色赤白而以脾胃為主虛則用溫補實則用解毒若先發搐而後發瘡多有生意瘡已痊而發搐或吐瀉者難治

一小兒痘痂脫盡因其穢氣用葱椒煎湯浴之發搐痰喘用八珍加白殭蠶蟬蛻一劑痰喘頓止又用四君芎歸鈎藤而搐止

一小兒痘瘡色赤四肢發搐唇牽動此心肝二經熱甚乘脾所致也用四君防風鈎藤鈎而痊

一小兒痘後四肢發搐痘稜尤動小便頻數臉目青赤此肝經風熱用四物柴胡山梔少愈但四肢倦怠飲食少思大便不實此脾氣受傷而未復也用四君升麻當歸而痊

一小兒痘後寅卯申酉時熱甚或兼搐余謂寅卯時發熱此肝火本症申酉時發搐乃肝木侮金先以四物白术茯苓鈎藤鈎煎送柴胡二連丸而愈夕用地黄丸朝用四君山梔柴胡及四君子加當歸而痊

一小兒痘瘡色赤發搐痰盛服抱龍丸而頓愈又因母大怒兒仍搐母服柴胡梔子散加味逍遥散母子並愈

一小兒痘愈後發搐左額青赤唇口牽動余謂肝心二經風熱所致先用柴胡梔子散加鈎藤鈎後用加味逍遥散而搐止再用五味異功散而痘愈

一小兒痘將愈發搐痰涌頭目不清脾氣虛弱肝木侮之先用五味異功散加柴胡鈎藤鈎搐愈而靨

柴胡二連丸治肝經實大

柴胡　宣黃連　胡黃連

各末糊丸桐子大每服二三十丸白湯下

補中益氣湯二方見寒戰咬牙　六君子湯方見不靨悶亂

四神丸方見泄瀉咬牙　十一味木香散方見頂陷灰白

瘄風

丹溪先生曰瘄風分氣血虛實虛則黃芪生血之劑主之佐以風藥實則白芍黃芩爲君連翹白芷斷續之類爲佐竊謂前症更當發瘄瘡已出未出已靨未靨外邪所傷內虛火動若未出而搐搦熱毒內蘊也紫草快癍湯加鈎藤鈎已出紅綻而搐搦熱毒作痛也東垣消毒散加鈎藤鈎貫膿而搐搦血氣虛也參芪四聖散加鈎藤鈎若靨後而搐搦血氣尤虛也八珍湯加鈎藤鈎或目瞤或直視者風火相搏也柴胡梔子散或六味地黃

丸加柴胡山梔或口角流涎者木乘土也五味異功散加升麻
柴胡鈎藤鈎或目赤眵淚者肝血虛而生風也四物湯加柴胡
鈎藤鈎或角弓反張者水不生木也六味地黃丸加柴胡當歸
隨用補中益氣湯加天麻鈎藤鈎不可直用治風之藥蓋風藥
能燥血散氣必驗其手足冷熱溫和三症而用補瀉調理之法
庶無誤矣如嬰兒當審乳母而治之

一小兒痘瘡將愈發搐服牛黃清心丸更口噤流涎此脾胃復
傷肝木所侮而涎不能歸經耳先用五味異功散加鈎藤鈎諸
症頓減次以五味異功散加柴胡而安

一婦人出痘因怒發搐痘痕赤色發躁作渴面目皆赤此汗多
亡陽血脫而然也先用當歸補血湯二劑躁渴頓止又用八珍
柴胡牡丹皮鈎藤鈎熱搐悉愈又用八珍湯而痊

一婦人痘瘡將愈因怒發搐口噤頭痛如裂痘痕皎白用補中益氣湯加蔓荆子鈎藤鈎頓愈又因怒發搐頭運不食先用補中益氣湯加天麻又六君柴胡而安

當歸補血湯治痘瘡血氣虧損發搐熱渴喜飲脉洪大而虚重按如無者方見寒戰咬牙

抱龍丸治痘瘡風熱發搐或痰甚者

膽星四兩　天竺黄一兩　雄黄　硃砂各五錢

麝香少許

右為細末用甘草一觔煎膏為丸每一兩作二十丸用薄荷或燈心湯化下

按前方肝經清熱豁痰利氣祛風之藥過劑則脾肺復傷而反甚或更加胸腹作脹食少作嘔者宜用人參白术散倍補中益氣

造牛膽南星法臘月南星中大者爲末用黃牛膽汁拌匀仍入膽殼內以線扎口懸掛當風處陰乾隔年方可用重製二三次者尤妙

小柴胡湯方見瘧症　　柴胡二連丸方見前

六味地黃丸方見發屬陰陽　　四物湯方見痘瘡出遲

十全大補湯方見腹脹氣促

痘潮熱

張潔古先生云痘疹未有不因潮熱而出者觀其熱之時知自何臟發出寅卯辰時屬肝出水泡巳午未時屬心出瘢疹申酉戌時屬肺爲膿泡亥子丑時屬腎出疹子惟腎獨居腑下不受穢濁故無症耳竊謂前症當察其虛實若壯熱熱飲水便秘屬實熱也少用清涼飲下之發熱飲冷大便不秘屬虛熱也宜人參

白朮散補之若下而發熱愈甚此陰虛而陽無所附也用四物參芪之類補之若下而潮熱面赤者血氣發躁也用當歸補血湯補之若見驚搐等症乃肝虛而內生風也用四物天麻鈎藤鈎補之用發散之劑而熱愈甚此表虛而外熱也用四君當歸黄芪補之

一小兒先潮熱午前甚面青痘赤出而熱不止或時發搐手足不熱不冷此陽明胃經症爲肝木所侮先用補中益氣湯加鈎藤鈎四劑而熱止痘色紅活乃去鈎藤鈎又四劑而貫漿用八珍湯而痊

一小兒痘紅活寅卯時潮熱作渴此肝經風熱症用柴胡梔子散末三服熱止漿貫又用八珍湯山梔丹皮而靨

一小兒靨後潮熱手足微冷余謂胃氣虛弱用五味異功散佐

以補中益氣湯而愈因飲食過度前症復作更腹脹大便不實小腹重墜此脾虛也用補中益氣湯而痊
一小兒痘後不時寒熱噫氣飲食吞酸服二陳枳實黄連更寒熱如瘧腹墜下氣此中氣復傷而下陷也朝用補中益氣湯用五味異功散各加乾薑木香而愈
一儒者先潮熱出痘面青脇痛此肝經之症用四君柴胡當歸山梔二劑脇痛稍緩又佐以加味逍遥散而痛止却用托裡散貫而靨後又潮熱用地黄丸而愈
一婦人患此誤服寒凉之劑煩躁作渴飲沸湯而不知熱脉洪數按之微細此血氣俱虛用大劑十全大補湯加薑桂四劑更惡寒咬牙此虛極而藥力未能及也於前藥内更加附子一片二劑諸症頓退乃去附子又二劑將安去薑桂常服而痊

一小兒痘愈後潮熱飲食少思面色痿黃久治不愈熱後面熱手足如冰余謂脾氣虛寒當用六君薑桂不信而死手足皆冷惜哉

柴胡梔子散 治痘瘡肝經有熱寅卯時發熱或寒熱往來或發熱驚搐或咬牙不止四肢勁強 方見膿水淋漓

加味逍遙散 即逍遙散加牡丹皮山梔 治因乳母肝脾血虛發熱致兒發潮熱瘡不能愈者 方見欲靨不靨

人參白朮散

六味地黃丸 二方見發熱屬陰陽

八珍湯 方見頂陷灰白

清涼飲 方見大便不通

托裏散 方見痘癰

十全大補湯 方見腹脹氣促

四君子湯 方見不靨悶亂

當歸補血湯

補中益氣湯

五味異功散 三方見寒戰咬牙

四物湯 方見痘出遲

痘吐逆

世傳方云痘瘡吐逆無痰益黃散有痰二陳湯或橘皮湯半夏湯不止加丁香若吐而瀉者亦宜益黃散及陳氏木香散異功散吐而身熱煩渴腹滿氣促大小便澁而赤者當利小便竊謂前症若手足並冷渴飲熱湯或腹作痛中氣虛寒也宜用益黃散手足不冷吐逆痰涎中氣虛弱也宜用橘皮半夏湯手足並熱熱毒壅滯也宜用導赤散口乾飲乳不徹胃經氣熱也宜用竹茹湯吐逆不乳或吐乳酸穢此脾氣虛而乳食停滯也宜用枳术丸

一小兒痘不紅活手足微冷此陽氣虛弱也先君用五味異功散加乾薑肉桂二劑乃去薑桂加木香又二劑而愈

一小兒十一歲出痘第九日吐逆不食手足並冷此陽氣虛寒

之極也用十二味異功散一劑頓愈用五味異功散而安用參芪四聖散而靨

一小兒吐逆作渴手指並熱此胃經有熱也用竹茹湯而熱稍止用人參胃愛湯而吐亦止用化毒湯而貫膿四聖散而結靨

一小兒吐逆作瀉腹脹煩渴痘出不快手指微冷用七味白朮散而諸症退用四聖散而諸痘出用人參蟬蛻散而諸痘靨

一小兒吐逆腹脹發熱作渴大便乾臭此因腸胃實熱用竹茹湯加黃連枳殼諸症稍退用紫草快斑湯瘡勢頓發如期而靨

一小兒痘出甚密嘔逆飲冷手足並熱此胃經熱甚先用葛根麥門冬散一劑熱症頓退又用瀉黃散末一錢用米飲調服而安用白朮散而痊

人參胃愛散治痘瘡已發未發吐瀉不止不思飲食或吐逆等症

人參　藿香　紫蘇　甘草炙

下香　茯苓　木瓜各等分　糯米

右每服三錢薑棗水煎

葛根麥門冬散治熱毒瘢疹頭痛壯熱心神煩悶亂吐逆者方

見頂陷心煩

按此陽明胃經之藥也外除表邪內清胃火兼補元氣若非發熱作渴表裡俱實者不可用若表裡俱虛而發熱作渴宜用人參麥門冬散

七味竹茹湯

橘紅　半夏各等分　白茯苓一分　甘草

竹茹　黃連薑炒　葛根各一分　右薑水煎服

人參蟬蛻散治小便不利痘瘡不發煩躁作渴咬牙喘滿

人參　蟬蛻　白芍藥　木通

赤茯苓　甘草　紫草茸

右每服三四錢水煎

橘皮半夏湯

橘皮　半夏等分

右每服三錢薑棗水煎

化癍湯方見水痘麻痘　紫草快癍湯方見痘陷心煩

六君子湯方見痘腹脹　導赤散方見風邪搏於肌肉

十一味木香散　十二味異功散二方見痘灰白色

六味地黄丸　七味白术散二方見發熱觜湯

四聖散方見涕唾稠粘　五味異功散方見寒戰咬牙

咳嗽

痘疹方云痘瘡未出之先咳嗽升麻湯頭疼身熱惡寒咳嗽參蘇飲嘔吐痰涎白术湯時氣頭疼咳嗽或屬後餘毒咳嗽惺惺散瘡不起發升麻湯感寒頭痛悶亂咳嗽木香散發熱嗽甚別無他症生地黄散風熱咳嗽五味子湯咽喉不利甘桔防風湯竊謂痘疹未出欲出之際乃熱毒上薰清道肺氣不寧宜用惺惺散若已出之後則屬元氣虛弱不能固衛腠理風邪乘虛而襲宜用五味異功散加桔梗五味子以補脾肺

一男子咳嗽嚏噴腮頰赤目胞皆赤遍身赤癮余謂此心臟痘疹彼疑惑而未用藥旬餘皆紅活起發余謂既紅活起發不必服藥至十七日大便下血膿瘡痂而痊

一小兒痘赤壯熱咳嗽痰甚煩熱作渴用人參清膈散一劑諸症頓退日用芹菜汁旬餘而靨

一小兒痘漸愈咳嗽肺脉大而無力用參蘇飲咳嗽漸愈因母飲酒又復咳用五味異功散加桑白皮杏仁山梔母子並服而愈

一小兒痘瘡十二日患咳嗽唾痰胸中隱痛肺脉數滑余曰此兼患肺癰也當用桔梗湯不信翌日果吐膿血用桔梗湯而愈

一小兒十四歲痘愈後咳嗽脉數而無力朝用補中益氣湯夕用六味丸料各數劑漸愈畢姻後咳嗽發熱仍用前藥及八珍等藥而痊

一小兒痘將愈咳嗽面色黃白嗽甚則赤用五味異功散調補而愈

生地黃散　治小兒斑疹身熱口乾咳嗽心煩等症

生地黃半兩　麥門冬去心，七分　杏仁　款冬花

陳皮各三錢　甘草炙，二錢半

右每三五錢水煎徐徐服兒大加之若痰氣壅熱內作宜用

桔梗甘草防風湯若痰上壅者佐以抱龍丸

桔梗湯治久嗽肺氣傷而吐痰有血痰或腥穢或咳吐膿血肺癰等症

桔梗炒　貝母去心　知母　桑白皮

枳殼各一錢　地骨皮　瓜蔞仁　薏苡仁

杏仁各五分　當歸　黃芪微炒各一錢　五味子

百合炒各一錢五分　防已一錢　葶藶炒五分

右每服三五錢水煎服

桔梗防風湯治痘症餘毒瘡毒咽痛

桔梗　甘草　防風　右水煎服

六味地黃丸　七味白朮散二方見發熱屬陰陽

五味異功散　補中益氣湯

當歸補血湯二方見寒戰咬牙 十六味清膈散即人參清膈散方見項陷心煩

惺惺散方見痲症 五味子湯即小柴胡湯加五味子

參蘇飲方見喘嗆稠粘

喘症

痘疹方若云痘瘡已出未靨之間喘渴白术散甚者木香散收靨後腹脹喘渴大便利小便澁葶藶木香散喘嗽五味子湯喘渴靨後餘毒不除大便堅實前胡枳殼散頭疼身熱惡寒微喘是有表邪也用參蘇飲竊謂前症若因脾肺虛弱宜用白术散脾肺虛寒宜用木香散熱毒內蘊紫草甘草枳殼湯風邪外感用參蘇飲內外壅滯人參清膈散大便自利小便澁滯葶藶木香散大便堅實前胡枳殼散

一小兒痰喘痘赤作痛熱渴喜飲冷水大便不利此胃經實熱

先用前胡枳殼散諸症漸退又用犀角地黃湯而愈
一小兒面赤有痰口乾作渴右寸口脈洪數此心火刑肺金用人參平肺散一劑又用地黃丸料四劑而痊
一小兒痘赤而痛喘嗽作渴脈洪數左尺右寸爲甚此腎火上炎乘肺爲患用地黃丸料煎與恣飲如期而愈
一小兒十四歲痘方愈而喘促咳嗽余謂脾肺氣虛用五味子湯而愈後停食發熱喘嗽用五味異功散而安用補中益氣湯而痊
一男子出痘愈而喘嗽面赤服參蘇飲而色痘痕皆白此脾肺氣虛而復傷也用補中益氣五味異功散而痊
一小兒喘渴面白手足時冷此脾肺氣虛用人參白朮散五味異功散而愈

一小兒痘將愈喘渴腹脹大便不結小便澁此脾肺氣虛而然也先用葶藶木香散又用人參白朮散而愈

一小兒痘出氣喘大便秘結手足並熱作渴飲冷用前胡枳殼散而安但飲食少面白此邪氣去而眞氣虛也用補中益氣湯五味異功散而愈

一小兒十四歲痘方愈而喘手足不熱余謂脾肺氣虛用補中益氣湯而愈後停食發熱手足不冷余謂脾胃虛熱而喘嗽用五味異功散二劑而熱退又用補中益氣湯而痊

一小兒痘瘡狂喘躁熱作渴飲冷痰涎不利先君謂熱毒壅滯用人參淸膈散犀角地黃湯各一劑頓愈又用當歸補血湯而愈

一男子痘愈而喘嗽面赤服發表之劑喘嗽益甚面色痰痕皆白手足並冷余謂脾肺之氣復傷而虛寒也用補中益氣湯加

乾薑一劑元氣漸復却佐以八珍湯而痊

一男子痘愈而患喘發熱惡寒余用十全大補湯不信反[illegible]

熱之劑汗出如雨身熱如炎面目痘疽如赭赤余曰汗多

而虛熱也不信後果歿

六味涼血消毒散

犀角（如無用升麻） 牡丹皮 當歸 生地黃

赤芍藥 生甘草（等分） 右每服三五錢水煎

紫草甘草枳殼湯

紫草 甘草 枳殼（各等分）

右每服一二錢水煎

五味子湯

參蘇飲 前胡枳殼散三方見沸唾稠粘

人參白术散一名七味白术散二方見發熱屬陽

人參清膈散卽十一味清膈散方見頂陷心煩

六味地黄丸

聖濟犀角地黄湯

十一味木香散方見痘灰白色

葶藶木香散方見腹脹氣促

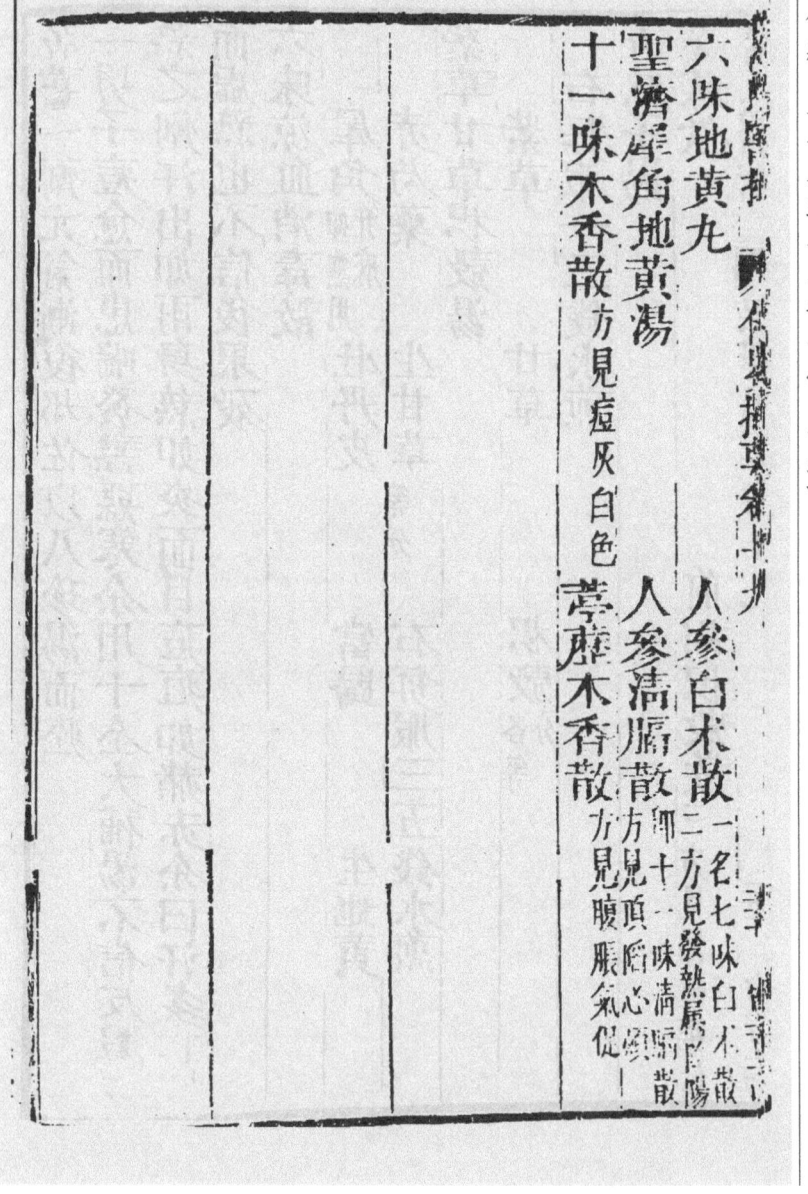

保嬰撮要卷二十　　　　　　薛氏醫按

吳郡薛　己著　　　　江都吳中珩校

小便不利

痘疹方云痘疹未出之先熱盛恐欲起驚小便不利導赤散微解之熱入膀胱如有血淋犀角湯初出不快小便赤色生犀散已出未愈之間白术散或五苓散加木通收靨之後小便不利煩熱而渴猪苓湯竊謂前症當分所因若小腸熱結用導赤散肝經熱用柴胡麥門冬湯脾經熱用犀角湯肺經熱用生地黄湯腎經熱地黄丸靨後氣血虛弱用八珍湯中氣虛弱用五味異功散

一小兒小便不利口舌生瘡乾渴用導赤散加味四物湯而膿貫又用白术散去木香治之而愈

一小兒小便不通口舌如靡作渴面赤左尺脈數此膀胱熱結先用五淋散而小便利又用地黃淸肺飲參芪四聖散而愈

一小兒小便數而欠利面赤口渴兩足發熱此稟陰虛也地黃滋腎二丸煎服用四劑而愈又用地黃丸料加黃芪當歸而全愈

一小兒痘將愈小便不利服五苓散之類小便愈少喘咳唾痰此脾肺復傷也先用補中益氣湯二劑送滋腎丸却用補中異功二藥而痊

八正散 治下焦積熱大小便不通或小便淋澁脈症俱實者

大黃酒炒　車前子炒　瞿麥　匾蓄

山梔炒　木通各一錢　甘草一錢　滑石煆二錢

右每服二錢水煎

滋腎丸

黄柏炒黑　知母炒黑各二兩　肉桂二錢　右爲末水糊丸

益元散治痘疹初起煩躁作渴小便不通

滑石六錢　甘草一錢　每服五六分白湯調下

導赤散治小腸實熱生瘡作渴發熱小便秘赤或小便不利者

方見作痒搔破

柴苓湯治疹瀉小便不利方見癍疹

五苓散

茯苓　猪苓　白术　澤瀉各等分

肉桂減半　右爲末每服四分白湯調下

黄芩清肺飲

黄芩炒　山梔炒等分

右每服二錢水煎

生地黃湯

生地黃五錢　杏仁去皮尖二錢　麥門冬七錢　款冬花

陳皮各三錢　甘草二錢五分　右每服二三錢水煎

紫草木通湯治痘疹不快小便不利

紫草　人參　木通　茯苓

糯米各等分　甘草減半

柴胡麥門冬散方見作痒抓破　犀角湯方見頂陷心煩

生聖散方見痘瘡出遲　加味四物湯方見痘入目

白术散即七味白术散　六味地黃丸二方見發熱屬陰

痘便血或黑屎

聞人氏云痘瘡大便下血或黑糞若昏而不醒是為惡候乃內熱盛也用犀角地黃湯抱龍丸小柴胡湯加生地黃主之

前症若寒熱作渴小柴胡加生地黄發熱躁便用五味異功散加當歸口乾作渴用人參白术散大凡作渴引飲發熱者屬實熱作渴飲湯手足不熱者屬虛熱手足逆冷者屬虛寒治者審之

一小兒出痘便血痘赤痛如錐或瘡内出血余謂肝火熾盛用小柴胡湯加生地黄一劑隨用犀角地黄湯一劑而痊

一小兒痘瘡下血且不起發先君謂氣血不足用紫草快斑湯加參芪歸术血頓止瘡頓起用八珍湯而愈

一小兒痘瘡下血小便赤色瘡色如赭發熱飲冷二便不利先君謂心小腸實熱用八正散後用解毒防風湯及飲芹菜汁而痊

一小兒痘疹便血倦怠作渴飲湯余謂倦怠便血脾虛下陷也少食作渴津液枯涸也用五味異功散加紫草而愈

一小兒便血腹脹困倦身熱口乾飲湯四肢逆冷先君謂脾氣虛寒不能攝血用五味異功散加丁香炮薑二劑血止痘貫而愈

一小兒痘將愈而便血面白惡寒大便欲去而不去余謂此元氣虛而下陷也用益氣湯不信服涼血之劑致吐瀉腹痛而歿

一小兒痘將愈患便血面白惡寒手足並冷脉沉細如無余謂陽氣虛寒欲用人參薑桂不從翌日而死手足青黑惜哉

解毒防風湯治痘毒氣熾盛便血

防風　地骨皮　黃芪　荊介

白芍藥炒　牛蒡子炒各等

右每服四錢水煎或為末白湯調下

紫草快癍湯治痘疹下血不能起發出不快色不紅活等症即紫草湯方見頂陷心煩

聖濟犀角地黃湯治熱毒內蘊煩躁作渴面色赤大便[illegible]人[illegible]
神昏便血 方見痘作渴
小柴胡治肝經有熱不能藏血而便血 方見痘身疼
五味異功散治脾胃氣虛不能統血而大便下血 方見寒戰咬牙
八珍湯治氣虛不能攝血而便血 方見頂陷灰白
八正散治心小腸有熱小便赤澁大便下血 方見痘小便不利
七味白术散 即人參白术散 方見痘發熱

痘瘡焮裂出血

閩人氏云痘瘡大便不通小便如血或結癰毒身痘破裂乃內火熾盛失於解利急用犀角地黃湯小柴胡湯加生地黃四順飲之類治之竊謂前症若心脾熱盛用犀角地黃湯心肝熱盛用小柴胡湯加生地黃若大便不通先用四順飲次用犀角湯

若色赤焮痛二便不通急用活命飲加硝黄若色赤焮痛惡寒發熱用活命飲加麻黄若因乳母怒火用加味逍遥散加味歸脾湯

一小兒痘根赤色寒熱作痛此肝經有熱也先用加味小柴胡湯二劑諸症漸退又用加味逍遥散一劑而貫膿末用八珍湯而靨

一男子痘根赤痛發熱作渴服紫草飲痘裂出血余謂心肝二經風火相搏先用小柴胡湯加生地黄犀角二劑用聖濟犀角地黄湯而愈

一小兒患前症大便不利小便赤澀作渴飲冷先君謂腸胃實熱先用涼膈散一劑漸愈又用犀角地黄湯芹菜汁而痊

一小兒患此診乳母有鬱火用加味逍遥散加味歸脾湯而痊

同時患是症而用雜藥者俱致不救

涼膈散治上焦實熱煩渴面赤咽燥喉痛便溺赤濇狂言譫語

睡臥不安

大黄　朴硝　甘草　連翹

山梔　黄芩　薄荷葉各等分

右爲細末每服少許煎竹葉蜜湯調乳母同服

加味清胃散方見痘瘡　加味逍遥散方見痘瘡潮熱

犀角地黄湯方見頭脇心頭　加味小柴胡湯即小柴胡湯加山梔生地黄

方見痘身疼　八珍湯方見頂陷灰白

聖濟歸脾湯方見痘瘡

痘衄血吐血

痘疹方云若痘發之際正宜微見與發汗同體然血與汗雖殊

其源則一蓋痘疹乃穢血所發邪結肺胃毒氣自然上越也若見此症不可妄投以藥恐治失其宜瘀蓄者不出而已出者復傷反生變症也若作渴飲冷手足並熱此毒氣熾而血上溢也宜用聖濟犀角地黄湯若肺經熱毒而鼻衄用地黄清肺飲胃經熱毒而吐血亦用聖濟犀角地黄湯若腸胃熱毒而便血亦用之作渴飲湯手足不熱者胃肺氣虚不能攝血而妄行也宜用五味異功散若出血作渴煩躁面赤色者血脱也宜用當歸補血湯

一小兒出痘三四日大便下血日有數滴至八月不能止瘡不能起御醫錢春林謂其脾氣虚寒用木香散二劑加丁香十一粒人參五錢次日痘起有膿田是血止二十餘日而愈

一小兒痘瘡紅活但不時作痒口渴便血面赤先君謂腸胃有

熱用聖濟犀角地黃湯加柴胡一劑諸症漸退用四君加當歸
紅花而愈
一小兒痘瘡赤痛煩熱作渴或便血衄血先君用犀角地黃湯
而血止又用紫草快癍湯而痛愈後瘡痕色白用四君黃芪當
歸而痊
一小兒衄血右寸脈數此肺金有火也用瀉白散而血止但四
肢倦怠用益氣湯而愈
一小兒痘痛赤色吐血發熱此胃經熱毒也先用聖濟犀角地
黃湯諸症漸愈又用五味異功散而痊
一小兒痘痘後衄吐面色黃白因脾肺氣虛弱用麥門冬散而愈
後因勞衄血發熱痘痕赤色用四君歸芪而衄止用五味異功
散而熱退

一小兒痘後衄血發熱則痕赤熱止則痕白此脾胃氣虛也朝用補中益氣湯加乾薑夕用五味異功散加當歸而愈

一小兒痘後衄血頭運脣白惡心此中氣虛而淸陽不能上升也用補中益氣湯加蔓荆子稍愈去蔓荆子又數劑而痊

一小兒痘後非衄血即便血痘痕赤白靡定手指冷熱無常今謂此元氣虛而無根之火倏往忽來也朝用補中益氣湯夕用五味異功散各二十餘劑而愈後因勞心復發仍用前二藥為主佐以十全大補湯而愈

瀉白散

桑白皮炒　甘草　地骨皮

右每服二三錢水煎

人參竹葉湯治虛煩不得寐或兼自汗

人參　竹葉　甘草各二錢　半夏二錢五分

小麥　麥門冬各一錢半

右每服二三錢薑二片粳米一撮水煎服

八珍湯　十一味木香散方見頂陷灰白

五味異功散　當歸補血湯二方見寒戰咬牙

柴草快癍湯方見便血屎黑　十全大補湯方見腹脹氣促

四君子湯即六君子湯去陳皮半夏方見六不臟悶亂

痘煩躁

東垣云火入於心則煩入於腎則躁皆心火爲之蓋火旺則金爍水虧故心腎合而爲躁也宜用梔子豆豉湯凡痘瘡盛作之時必令心火有所導引苟或毒氣出而未盡遂生煩躁以生黑豆煎湯或生犀磨汁飲之亦可若津液不足虛煩不得卧者活

人酸棗仁湯此症多因脾胃氣虛或服尅伐之劑所致但當調
補中氣爲善
一小兒患此飲冷不止或作脹痛余謂胃火所致用犀地黃湯
芹菜汁而頓愈
一小兒煩躁作渴飲冷不止先君謂脾胃熱毒用犀角地黃湯
而愈後復作喜飲熱湯面目赤色用當歸補血湯而痊惟倦怠
少食用白术散而愈
一小兒貫膿之際煩躁不寧肝脾脉數用聖濟犀角地黃湯一
劑稍止用八珍湯加牡丹皮而止又二劑漿漸貫却用內托散
倍用參芪歸术而靨
一小兒痘將貫膿煩躁面赤脉數大而虛此氣血虛也先用參
芪四聖散又用當歸補血湯而愈

一小兒出痘煩躁作渴面赤口乾脉洪而大按之無力兩尺爲甚此稟腎不足陰虚而火動也用大劑地黄丸料加五味子煎與恣飲諸症頓減乃佐以補中益氣湯二劑痘齊乃用參芪四聖散而靨

一小兒出痘煩躁作渴飲湯面目赤色脉數無力兩尺爲甚此稟足三陰虚也用益氣湯及地黄丸料加五味子大劑始末服而靨

一男子出痘煩躁作渴虚症不能悉舉先君用益氣湯地黄丸料加五味子各三十餘劑更用人參五觔煎湯代茶飲兩月餘而靨又用參芪歸术各數斤半載始能步履得元氣充實且愼調攝而痊

一小兒十五歲痘將愈而煩躁脉數而無力勞則益甚且無寐

或驚悸余用歸脾補中二湯漸愈後因勞仍作或用四物化痰之劑前症益甚更發熱惡寒頭運而殁

一小兒痘愈後煩躁面赤脉洪大按之如無余謂血虚朝用補中湯夕用歸脾湯將愈因飲食過多功課勞心吐瀉腹痛頭運惡寒反服藿香正氣散發熱如炙汗出如雨手足並冷而殁

活人酸棗仁湯 治痘疹虚煩驚悸不得眠

酸棗仁炒 甘草炙 知母炒 白茯苓

麥門冬去心 川芎 乾薑炒各三分

右水煎溫服兒大倍之

梔子豆豉湯

山梔四箇 豆豉半兩

右水二盞先煮梔子一盞内豆豉煎至七分去滓溫服得快

吐卽止後服

當歸六黃湯治血氣不足虛火內動或煩躁盜汗不止

熟地黃　當歸　黃芪炒　黃栢已上俱炒黑

黃芩　黃連　生地黃

右每服三五錢水煎

八珍湯治氣血俱虛或用尅伐之劑脾胃虛損肌肉消瘦發熱惡寒飲食少思等症方見頂陷灰白

補中益氣湯　當歸補血湯二方見寒戰咬牙

六味地黃丸方見痘發熱屬陰陽　聖濟犀角地黃湯方見頂陷心煩

內托散卽托裏散方見痘癰　七味白朮散方見痘發熱屬陰陽

痘腹痛

嬰全善先生云痘腹痛多是熱毒爲患當臨症消息之又云痘

出腹痛或身痛脉洪數者用解毒涼藥加芍藥甘草竊謂前症若痘未出而發熱煩躁或作渴飲冷大便堅實此熱毒壅滯也用疏利之藥若痘已出而不熱躁不飲冷大便不實此元氣虛弱也用白术散之類補之若噯腐吞酸大便穢臭乳食停滯也用保和丸消之凡腹痘作渴飲冷手足並熱者屬實熱作渴飲湯手足並冷者屬虛寒皆當溫補脾胃虛弱者當調補脾胃

一小兒善食作渴腹痛便秘痘痕赤色先用加味四物湯而愈後仍痛惡食此脾胃受傷用白术散而痊

一小兒痘將靨腹脹發熱面赤午後益甚按其腹不痛余謂脾虛用五味異功散而痊

一小兒出痘腹痛大便似利寒熱往來余以為脾氣虛用白术散而痊

一小兒出痘腹痛作渴飲食如常光澤紅活此胃經實熱也用瀉黄散一劑頓安又用白术散而痊

一小兒痘後腹痛作渴飲冷便秘用凊涼飲末五服頓安後腹痛吐瀉發搐用白术散加鈎藤鈎而愈

一小兒出痘腹痛噯腐吞酸此飲食停滯先用保和丸二服續用五味異功散而痛止又用托裡散而靨

人參理中湯　治脾胃虚寒胸膈痞滿或心腹疼痛痰逆嘔吐少氣或霍亂吐利手足厥冷不喜飲水加附子理中湯名附子理中湯

人參　白术　乾薑炮各等分　甘草炒減半

右每服三錢水煎或研末白湯調下

一味異功散　治小兒諸般鈎症角弓反張胸膈臍凸以透明沒藥爲末薑湯調下

桔梗枳殼湯 治氣壅痞結腹脇疼痛

桔梗 枳殼炒各二兩 甘草炙

右每服二三錢薑水煎

七味白术散 治肚腹作痛和胃氣生津液若脾胃氣虚作渴飲湯或因吐瀉津液虧損煩渴引飲或脾胃氣虚腹脹瀉渴弄舌流涎手足指冷並宜服之以温補脾氣化生津液方見發熱屬陰陽

保和丸 治飲食停滯腹痛或惡寒發熱不可多服

神麯炒 山查 半夏 茯苓

陳皮各一兩 連翹 蘿蔔子各五錢

右爲末粥飯丸小豆大每服二三十丸白湯送下化服亦可

加白术名大安丸

六君子湯治脾胃氣虛泄腹作痛或吐瀉不食或作痘疹諸氣促惡寒或肝虛驚搐眩暈自汗諸症並宜服即四君子湯加陳皮半夏方見不靨悶亂

五味異功散方見寒戰咬牙

瀉黄散方見痘瀉渴

托裡散方見痘癰

聖濟犀角地黄湯方見頂陷心煩

清涼飲方見痘大便不通

四物湯方見痘瘡出遲

痘腰痛

經曰腰者腎之腑若痘瘡而見前症者皆因腎經虛怯相火內爍真陰不能勝邪故腰作痛也急服地黄丸以防變黑歸腎乃克有濟大抵此症因稟賦腎家精氣不足故目睛多白俗謂之折腰痘是也若平素面白眼白睛多行遲語遲者出痘必歸腎經須爲調補腎氣庶免此患

一小兒十三歲眼睛多白或時面赤常患頭痛尺脉洪數先君謂稟腎氣虛用地黃丸料煎服而愈至十五歲出痘先君云須多服前藥仍用地黃丸益氣湯更加倦怠乃以地黃丸大劑煎與恣飲又用大劑八珍湯痘漸出如式恪服前藥至暮歲二藥計十七斤餘而愈先君每見嬰兒白睛多面色白或色赤令其預補脾腎以防出痘但信者少耳

一小兒出痘腰痛足熱發渴此稟腎虛火動也先君用大劑加減八味丸料煎與恣飲諸症漸退佐以大劑八珍加紫草糯米數劑膿漸貫仍用前藥而結痂用八珍湯而靨

一小兒出痘將愈因停食泄瀉作渴腰痛此脾腎虛弱也先君用加減八味丸料及五味異功散渴瀉頓止又與六味丸料及八珍湯而靨

一小兒出痘愈後腰足作痛此稟足三陰虛也用六味丸料煎服及補中益氣湯而愈後又傷食作瀉腰痛用四神丸六味丸而愈

一小兒面色常白目睛多白時常腰痛兩足時熱冬不衣綿年九歲先君謂稟腎虛令每日服地黃丸至十歲出痘腰痛發渴面赤飲冷用地黃丸每劑加肉桂半錢煎與恣飲數劑之後熱渴頓止腰痛頓愈却去肉桂仍與服之至五十餘劑而靨

一小兒痘愈後腰痛口渴兩足生瘡飲水不絕此稟足三陰虛先君用地黃丸益氣湯至畢姻後不慎起居復患瘰癧以致起不

一小兒面素白發熱作渴或面生瘡先君謂腎虛用加味地黃丸補中益氣湯而愈後出痘腰痛仍用前藥而痊次年畢姻患腎疳而卒

加味地黃丸

熟地黃酒浸蒸九晒乾八兩酒拌杵膏　山茱萸肉　乾山藥

五味子炒各四兩　澤瀉　白茯苓　牡丹皮

鹿茸炙各三兩　肉桂厚者去皮取肉二兩發熱者以此加之引虛火歸腎經而熱自止也

右各另爲末入地黃和勻量入米糊丸服煎服更好

六味地黃丸方見發熱屬陰陽　五味異功散

補中益氣湯二方見寒戰咬牙　八珍湯方見頂陷灰白

二神丸　四神丸二方見痘作瀉

八味丸即六味丸加附子肉桂各一兩方見痘作瀉

聞人氏云痘疹屬火症其面色赤者爲順甚者爲熱若肝木尅

痘面青

制脾土致面色青者是爲逆也急用四君升麻柴胡調補脾胃

也正經治竊謂前症若傷食而嘔吐搐搦脾氣虛弱而瀉利搐搦或厥逆皆慢脾風之漸也用人參理中湯加柴胡鈎藤治之或有少誤多致不起若有症毒內外蘊熱發出遇風寒相搏凝滯於肌肉遍身皮膚青色者用透肌散胃傷則生風顫吐脾傷則生風厥逆用五味異功散加天麻若痘瘡熱盛便秘飲冷面赤者用犀角解毒散貫漿之後發熱煩躁作渴面赤者用當歸補血湯足熱腰痛目睛赤者地黃丸皆要法也

一小兒痘瘡紅活起發因飲食過多吐瀉腹痛唇面青色手足並冷此脾胃虛寒而受尅也先君用六君薑桂一劑前病不退痘色欠赤再劑加附子二分諸症頓退翌日用參芪四聖散二劑將愈更用八珍湯內參芪各五錢四劑而靨

一小兒出痘飲冷過多腹痛面青手足並冷此寒邪傷脾而虛

寒也用附子理中湯一劑而痛止用人參一兩薑一錢二劑而膿貫又用人參煎湯代茶與飲月餘而靨

一小兒出痘面青腹痛手足並冷此脾氣虛寒也先用五味異功散加木香肉桂又用內托散參芪四聖散貫膿痂靨

一小兒出痘面青腹痛手足並冷此脾土虛寒也先服益黃散末三錢再以六君木香而安又傷食作瀉面青用五味異功散而痊

一小兒出痘面色青手足冷此寒水侮土非十三味異功散不能救不信乃服疎通之藥殁而遍身皆青悔無及矣

六君子湯　四君子湯二方見不靨悶亂

人參理中湯加附子名附子理中湯方見痘腹痛

五味異功散　當歸補血湯二方見寒戰咬牙

内托散即托裏散　十二味異功散方見頂

參氏四聖散方見腹脹氣促　六味地黄丸方見發熱屬陰

犀角地黄湯方見頂陷心煩

痘痕赤白

痘痕赤白各有所因治法亦異凡痕赤而作痒血虚而有熱也用五味壯丹皮赤而作痛餘熱也用四君連翹金銀花若發熱而大便調和者脾胃虚熱也用五味異功散若發熱而大便秘結者腸胃内熱也用聖濟犀角地黄湯若兼有肝火用加味逍遥散若兼有鬱怒用加味歸脾湯佐以加味逍遥散治之痕白者多屬氣虚而血衰也宜固元氣為本痒而作渴者氣血俱虚也十全大補湯之類乳食減少四肢倦怠者中氣虚也五味異功散之類氣虚發熱者補中益氣湯之類血虚發熱者當歸補

地黃湯之類須猛藥變之症治之此症若服藥而漸紅活者可治
色不轉者不治雖經年後多患瀉利而死若妄投攻伐禍在反
掌
一小兒痘痊如期而愈痕赤始諸余謂此乳母有熱也診之果
有肝脾鬱火先用加味逍遙散四劑與母服之子各飲少許而
痕愈
一小兒痘痕色赤作痛熱渴喜冷大便不利先用前胡枳殼散
便利渴止再用聖濟犀角地黃湯而安又用芹菜汁而痊
一小兒痘痕色赤大便不利小便赤澀作渴飲冷此上焦實熱
也先君用瀉黃散一劑頓愈又用濟生犀角地黃湯及芹菜汁
而痊
一小兒痘愈而痕赤作痛內熱作渴二便不利先君謂胃經熱

毋用濟生犀角地黄湯及芹菜汁而痊

一小兒痘痕色白時痛時痒作渴飲湯大便稀溏此脾胃虛熱也用五味異功散加當歸黄芪而痊

一小兒十六歲痘痕白用獨參湯數斤色漸如舊又用地黄丸大補湯而安

一小兒痘後因母怒痕赤時或作痛先用加味小柴胡湯加味逍遥散治其母而愈

一小兒因乳母食膏粱之味痘痕色赤用清胃散治其母而兒自愈

一小兒痘痕色白作痒發熱大便不實諸藥不應余用五味異功散每劑用人參一兩四劑之後其熱稍退仍用前藥兼服四神丸而愈

一小兒痘痕白色時或作痒先君謂氣血俱虛不信反服解毒之藥後變慢脾風而殁

一男子患此色白作痒搔破膿水淋漓惡寒體倦余謂脾肺氣虛不信反祛風敗毒果發搐而死

一小兒患此惡寒發熱或痒或痛或白或赤余謂氣血俱虛不信反降火祛風發痙而死

一小兒痘痕色白服尅伐之劑致瀉不止余謂此脾氣下陷也不信果殁遍身如白傅粉信氣虛矣

葛花解酲湯治乳母酒醉後乳兒遺熱爲患

白荳蔻　砂仁　葛花各五錢　乾生薑

白术炒　澤瀉　神麯炒黄各二錢　白茯苓

陳皮　人參　猪苓　木香各五分

青皮三分

右爲末每二錢白湯調服

四順清涼飲治血脉壅實臟腑蓄熱頰赤作渴五心煩熱睡臥不安四肢驚掣或頭面生瘡目赤咽痛瘡疹餘毒方見大便不通

四君子湯方見不靨悶亂　　加味逍遙散方見痘潮熱

獨參湯　　十全大補湯二方見腹脹氣促

四物湯方見痘出遲　　犀角地黃湯即聖濟犀角地黃湯方見頭陷心煩

前胡枳殼湯方見痘痂喘　　瀉黃散方見痘瀉渴

六味地黃丸湯方見發熱屬陰　　五味異功散方見寒戰咬牙

聖濟歸脾湯　　清胃散二方見痘癰

痘瘡

王海藏先生云痘疹初出後聲音洪亮形病而氣不病也痘疹

未發聲音不出形不病而氣病也瘡疹既發聲音不出形氣俱病也宜用八風湯或涼膈散去硝黃主之竊謂前症若心火上炎刑爍肺金者宜用人參平肺散若津液不足虛火薰蒸者宜用六味地黃丸凡小兒面素白善哭足熱腰痛或解顱面白黑睛淡者出腎虛痘面青善怒或兩顴赤者出肝脾虛也蓋邪之所湊其氣必虛當預爲調補若在乳下尤當補其母及愼飲食起居爲善此余之親驗者也

一小兒仲冬出痘呻吟煩躁欬痛作渴音啞便實先君謂心肺實熱之症令急與水飲之遂恣啜始定大便稍和更食梨子數枚得生夫梨者利也能令人作瀉今食之而安乃內有實熱而應用也

一小兒痘愈而聲瘖面赤足心發熱小便赤少先君謂腎經虛

熱用地黃丸益氣湯而愈其時患是症者用清熱解毒之藥多致不起

一小兒痘愈而聲瘖面白兩瞶多白兩足發熱作渴飲湯脉浮數左尺更數而無力余謂禀腎經陰虛朝用益氣湯夕用地黃丸加五味子二兩月餘聲漸出又服兩月餘而愈

一小兒出痘聲瘖脉息如前余用前藥治之聲漸復清後飲食過多泄瀉復瘖朝用益氣湯夕用異功散地黃丸聲始如舊

一小兒痘後聲瘖半載以爲廢人余詢之但云頭運其聲即瘖脉浮而緩按之不及兩寸此中氣虛不能上接清陽之氣耳用補中益氣湯地黃丸俱加五味子不半載聲音漸復

一男子痘後患瘖惡寒體倦勞則頭運余謂元氣虛而不能上升不信乃服清痰降火之藥而歿

一小兒十四歲痘後勞而喉瘡頭運脉洪數而無力惡寒發熱大便欲去而不去余謂元氣下陷也宜用益氣湯不悟乃雜用疎導之藥泄瀉不止而歿

八風散 即八風湯

藿香去土半兩　白芷一兩　前胡去蘆一兩　黄耆二兩

甘草炙二兩　人參二兩　羌活二兩　防風二兩

右爲末每服入薄荷少許煎湯調服

涼膈散 方見痘瘡燥裂

人參平肺散治心火尅肺金而聲瘂 方見頂陷心煩

六味地黄丸治腎虚聲瘂 方見發熱屬陰陽

補中益氣湯治中氣不足不能上接清陽之氣而瘡五味異功散二方見寒戰咬牙

痘瘡痛

王海藏先生云痘瘡出而煩痛用木香五物主之更用芒硝爲末以猪膽汁調敷之若身後痛屬膀胱經也用羌活荆芥甘草湯身前痛屬肺金也用升麻葛根紫草湯身側痛屬膽經也用連翹防風湯四肢痛屬胃經也用防風芍藥甘草湯以急止其苦恐叫號傷氣忍痛傷血而變症也若熱毒盛者用東垣消毒散或仙方活命飲食鷄魚葱蒜酒麪物者用東垣清胃散生犀汁若發熱飲冷大便調和用四物連翹牡丹皮若發熱飲冷大便秘結脾胃實熱也用清涼飲若發熱作渴飲湯者脾胃虛熱也用七味白朮散大凡痘切不可食毒物恐作痛致傷元氣輕者反重重者難治大人亦然

一小兒痘瘡作痛色赤飲冷此熱毒熾盛也用活命飲末二服

痛止用東垣消毒散一服諸症悉退而瘥若非此藥必作疔毒之類
一小兒痘㾢痛出血診其母有肝火用小柴胡湯加山梔生地母子服之頓愈又用加味逍遙散而痊
一小兒痘痛不止色淡欲陷此痛傷元氣也先用仙方活命飲一劑而痛止用八珍湯而靨
一婦人時疫將愈出痘發熱體倦痛甚昏憒飲湯脉洪數按之如絲用十全大補湯調硃砂末一錢二劑其痛頓止食進體健仍用前湯十餘劑而愈
一男子痘瘡痛甚先用仙方活命飲一劑其痛頓止又用東垣消毒散一劑精神如常而靨
一小兒痘瘡痛甚脉有力此邪氣實也用活命飲末二錢痛止

起發又用東垣消毒散而愈
一小兒痘赤痛用活命飲末二錢痛止用當歸黃芪金銀花將
愈用四君當歸芍藥而愈
一小兒痘赤痛發熱飲冷大便不通脉洪數而有力用活命飲
加大黄一服痛赤頓减更用東垣消毒散一服頬腫而愈
一小兒痘瘡紅活焮痛作渴飲冷手足並熱余謂此痘毒形病
俱實非清熱解毒不能殺其勢當用活命飲化毒湯不信另服
鼠粘子湯痘焮脹大其色如赭先用前藥一劑腫痛悉止乃用
鼠粘子湯而愈
一小兒痘瘡焮痛服鼠粘子湯之類患痘疔三枚甚苦用隔蒜
灸服活命飲痛止貫膿又用東垣消毒散而愈
一小兒遍身發熱兩足猶甚作渴飲湯脉洪數而無力此稟賦

經虛熱也用地黄丸料加當歸黄芪大劑煎與恣飲三日服數劑熱渴全止又數劑而愈

一小兒痘瘡熱痛服敗毒藥四肢患痘癰寒熱發渴余謂當補元氣不信果殁

木香五物湯治出痘煩痛

青木香四兩　丁香一兩　薰陸香　白礬各一兩

麝香一錢

右每服五錢水煎熱盛加犀角一兩施銀臺常用此方其効如神

鼠粘子湯治痘瘡欲出未透皮膚發熱眼赤心煩咽痛不利等症栽地骨皮防風 名消毒散

鼠粘子四錢炒杵　荆芥二錢　甘草　防風五分

地骨皮二錢　右爲末每服一二錢白湯調下

仙方活命飲治瘡瘍焮痛熱盛者服之頓衰勢弱者服之頓愈、眞聖藥也

東垣清胃散

托裏消毒散三方見瘡癰　射干鼠粘子湯方見瘡咽痛

東垣消毒散方見夾疹瘡一名拔苦湯　羌活荊芥甘草湯即此三味等分

柴胡山梔連翹防風湯即此四味等分　連翹防風湯方見瘡疔

防風芍藥甘草湯即此三味等分　化癍湯方見水瘡麻瘡

清涼飲　消毒散二方見大便不通

四聖散方見瘡出不快　犀角消毒散

隔蒜灸法二方見瘡疔

瘡身疼

經云痒則爲虛痛則爲實內快外痛爲外實內虛外快內痛爲
內實外虛今痘瘡身痛者是膚厚理密或外寒相搏或熱毒內
作或血虛不能榮養若熱毒而血瘀者先用活命飲次用東垣
消毒散血虛而瘀者用四物湯之類遍身蠚而色黑者毒氣壅
滯而血凝也乃是危症若二便秘結喘急煩躁用梔子仁湯或
猪尾膏血調片腦治之自利不食者不治

一小兒痘未發遍身作痛余謂熱毒勢盛先用仙方活命飲一
劑痛緩痘出用東垣消毒散一劑末用四聖散而靨

一小兒痘未出透遍身作痛此熱毒鬱滯而未盡發於外也先
用活命飲一劑而痛愈用參芪四聖散而結靨

一小兒痘瘡發熱作痛用東垣消毒散而痛愈用紫草快斑湯
而膿貫用托裡散而愈

一小兒痘癰肢體作痛發熱惡寒此氣虛而寒邪客于表也
人參羌活散而表解用參芪四聖散而起發用參芪內托散
膿潰

一姙婦發熱作渴遍身疼痛用活命飲二劑諸症稍愈形氣甚
倦用紫草木香散痘出少許用白术散貫膿而愈

一男子出痘根窠赤痛發熱作渴痘裂出血肝火熾也用小柴
胡湯加生地犀角諸症頓減又用聖濟犀角地黃湯而結痂

黃芪六一湯治痘瘡氣虛作渴愈後作渴不宜服之
黃芪炙六錢　甘草炙一錢　水煎服

參芪四聖散

參芪內托散治痘瘡疼痛或裡虛發癢或不潰膿或為倒靨等
症二方見寒戰咬牙

小柴胡湯加牡丹皮生地黄即加味小柴胡湯治發熱惡風身痛或四肢勁强寒熱往來方見瘧症

紫草快斑湯方見便出血或黑屎

七味白术散方見發熱屬陰陽

四物湯方見痘出遲

八珍湯

聖濟犀角地黄湯二方見頂陷心煩

仙方活命飲

托裡散

東垣消毒散三方見夾疹痘

五苓散方見小便不利

陳氏小兒痘疹方論　薛氏醫按

吳郡薛　己註

江郡魏一元校

嘗謂小兒病症雖多而瘡疹最爲重病何則瘡疹之病蓋初起疑似難辨投以他藥不惟無益抑又害之況不言受病之狀孰知畏惡之由父母愛子急於救療醫者失察用藥差舛鮮有不致夭横者文中每思及此惻然於心因取家藏已驗之方集爲一卷名之曰小兒痘疹方論刻梓流布以廣古人活幼之意顧不韙歟

和安郎判太醫局兼翰林良醫陳文中謹書

論痘疹受病之由

夫小兒在胎之時乃母五臟之液所養成形也其母不知禁戒

縱情厚味好啖辛酸或食毒物其氣傳於胞胎之中此毒發爲瘡疹名曰三穢液毒○一五臟六腑穢液之毒發爲水泡瘡○二皮膜筋肉穢液之毒發爲膿水泡瘡○三氣血骨髓穢液之毒發爲膿血水泡瘡三毒既出發爲疹痘瘡也子母俱忌食葱韭薤蒜醋酒麵雜禽獸兎雞犬魚腥等物世俗未曉將爲發舉往往不顧其後誤傷者多矣

論瘡疹治法

凡小兒瘡疹未出已出之間有類傷寒之狀增寒壯熱身體疼痛大便黄稠此正病也若無他疾不必服藥

愚按痘疹若小兒首尾平和自有勿藥之喜蓋其腸胃軟弱易爲虛實故必不得已折其太過益其不足可也

凡療瘡疹先分表裡虛實如表裡俱實者其瘡易出易靨表裡

俱虚者反是表實裡虚者其瘡易出難靨表虚裡實者亦反是若始出一日至十日渾身壯熱大便黄稠爲表裡俱實其瘡必光澤起發滿肥且易靨也

愚按治痘疹之法與癰疽無異若邪氣在裡而實熱者用前胡枳殻散元氣怯而虚熱者用參芪四聖散虚弱者用紫草木香湯虚寒者用參芪内托散虚寒内脱者用木香散若邪氣在表而實熱者用麻黄甘葛湯此要法也餘見各症

凡瘡疹已出未出之間或瀉渴或腹脹或氣促謂之裡虚急用十一味木香散治之

愚按經云真氣奪則虚邪氣勝則實實謂邪氣實而真氣虚也然倒靨瀉渴等症若喜熱飲食手足並冷或不食嘔吐者是爲陽氣虚寒也用辛熱之劑補之喜冷飲食手足不冷或

唇舌黑裂者陽氣實熱也用苦寒之劑瀉之

凡瘡疹已出未愈之間不光澤不起發不紅活謂之表虛急用

十二味異功散治之

愚按張翼之云吐瀉少食爲裡虛陷伏倒靨灰白爲表虛二

者俱見爲表裡俱虛用異功散救之甚至薑附靈砂亦可用

若止裡虛减官桂止表虛減肉荳蔻若能食便閉而陷伏倒

靨者爲裡實輕用射干鼠粘子湯重用前胡枳殻散下痢吐

瀉能食爲裡實若用實裡則結癰毒紅活綻凸爲表實若用

補表則潰爛不結痂凡痘一見癍點便忌葛根湯恐發得表

虛也

凡痘瘡已出未愈之間不光澤不起發不紅活或腹脹或瀉渴

或氣促謂之表裏俱虛急用十二味異功散送七味肉荳蔻丸

治之

愚按前症審係表裡虛寒急用前法緩則不救○一小兒出痘不起發紅活腹脹瀉渴皆以爲不治施院使謂表裡虛寒用十二味異功散一劑即起發紅活諸症頓退又用參芪內托散貫膿而靨○儒者薛戒甫子五歲出痘三四日下紫血日數滴至八日不止而瘡不起御醫錢春林謂脾氣虛寒用木香散二劑用丁香十一粒人參五錢一日服之次日痘皆起而有膿出是血漸止二十餘日而愈○一小兒起發紅活但不時作癢口乾作渴便血面赤發熱先君謂腸胃有熱先用濟生犀角地黃湯加柴胡一劑諸症漸退形體倦怠此邪氣去而形氣虛弱耳用四君子湯加當歸黃芪紅花二三劑而安○一小兒痘瘡赤痛煩熱作渴或便血或衄血先君用犀

角地黄湯而血愈又用紫草快癍湯加黄芪芍藥而愈後瘡痕色白用四君歸芪治之而痊〇一小兒出痘吐血其痘赤痛加錐或瘡出血余謂肝火熾盛用小柴胡湯加生地一劑隨用濟生犀角地黄湯一劑頓愈又用芹菜汁而痊〇一小兒痘瘡下血而不起發先君謂氣血不足用紫草快癍湯加參芪歸术治之血止瘡起但貫膿遲緩用八珍湯倍加參芪數劑瘡靨而根白痒此氣血虚而熱也用八珍湯二十餘劑而愈〇一小兒痘疹大便下血小便甚赤瘡顆色赤發熱飲冷先君謂熱毒鬱滯先用八正散一劑後用解毒防風湯一劑頓愈又飲芹菜汁而全痊〇一小兒痘正發而便血倦怠少食作渴飲湯余謂倦怠便血此脾虚而不能攝血也少食作渴此脾虚而津液短少也用五味異功散加升麻紫草治

之而愈○一小兒便血腹脹困倦發熱口乾飲湯四肢逆冷先君以爲脾氣虛寒不能攝血用五味異功散加丁香十粒炮薑五分二劑血止痘貫而靨○一小兒七歲患痘癢腹脹八九日矣先君云當急補脾土不信仍服消毒之藥忽大便下血甚多而歿○一小兒作渴泄瀉發熱飲冷唇舌皺裂渴糞穢臭先君以爲內熱所作用前胡枳殼散一劑稍愈又用清涼飲加漏蘆乳母服之兒頓安

凡小兒斑駁疹毒之病俗言疹子是肺胃蘊熱因時氣薰發於外狀如蚊蚤所咬赤則十生一死黑則十死一生大抵遇春而生發至夏而長成乃陽氣薰蒸故得生成者也臟腑調和血氣充實則易出易靨蓋因內無冷氣外常和暖也凡痘疹熱渴切不可與瓜柿蜜水等冷物及清涼飲消毒散等藥恐損脾胃則

腹脹喘悶寒戰咬牙而難治蓋咬牙者齒槁也乃血氣不榮不可妄作熱治

愚按前症若兼吐瀉手足指冷者屬內虛寒而外假熱也急用木香散如不應用異功散若大便不通渴欲飲冷者則前所禁蜜水之類又當用矣但宜審其熱之虛實若屬虛熱者雖欲水拒之而不飲當用人參白术散熱渴自止屬實熱者自甚索水且喜而飲之當以犀角磨水服諸症卽解其後亦無餘毒之患矣北方出痘不拘冬夏若喜冷者再不用藥但與水飲無有不愈蓋北方地燥而又睡熱炕故也〇一婦人患時疫將愈更出痘瘡大起發體倦痛甚則昏憒煩渴飲湯不思食用十全大補湯及朱砂末其痛頓止食進體健仍用前湯倍加參芪十餘劑而貫膿又數劑而愈〇一姙婦發熱

作渴遍身骨節作痛用仙方活命飲二劑諸症稍愈至十一日出痘百餘顆形氣甚倦用紫草木香散又出少許但口乾作渴用人參白术散而渴止用八珍湯加柴胡丹皮而貫膿後去丹皮柴胡倍加參芪數劑而痘靨○一男子年將三十出痘根窠赤痛發熱作渴服紫草飲之類前症益甚痘裂出血余用小柴胡加生地犀角二劑諸症頓減又用聖濟犀角地黃湯而貫膿再用八珍湯而結痂○一小兒煩燥飲冷不止先君用濟生犀角地黃湯些愈後渴而喜熱又用當歸補血湯而痊惟倦怠少食用七味白术散而痊○一小兒患此飲冷不止或痘脹痛先君用濟生犀角地黃湯并芹菜汁而頓愈

凡痘瘡出不快多屬於虛若誤謂熱毒壅盛妄用宣利之劑致

臟腑受冷榮衛澀滯不能運達肌膚則瘡不能起發充滿後不結實成痂痒塌煩躁喘渴而死

愚按前症亦有各經熱盛壅遏而出不快者亦有毒甚痘疔而不能發起者亦有餘毒而潰痒者當細審其因而藥之○一小兒九歲出痘六日痒塌寒戰院使錢密菴用十一味木香散二劑貫膿用參芪托裡散而靨後痕白作痒用十全大補湯而愈○一小兒痘瘡膿未滿而亦作痒余謂氣血虛而有熱欲用溫補之劑不信乃服清熱之藥至十三日瘡痕色赤虛煩作渴腹痛不食手足逆冷而歿○一小兒未週歲痘瘡焮痛出血哭不能已診其母有肝火先用小柴胡加山梔生地與母服子飲數滴頓愈又用加味逍遙散而痊○一小兒出痘內有痘疔數枚雖挑破出黑血熱毒不解餘痘不發

皆以爲不治先君以仙方活命飲徐灌一劑瘡疔解而諸症亦愈○一小兒痘疔患在臂間色黑大痛挑出黑血仍復堅痛皆以爲不治先君用隔蒜灸數壯痛止色淡而軟挑出黑血甚多灌以活命飲患處及諸痘貫膿而愈

凡小兒纔覺傷風身熱是否瘡疹便服四味升麻葛根湯

愚按痘疹未明而元氣實者最宜前湯若元氣虛者又當詳治恐發得表虛而痘難出也○一儒者年三十餘因勞役倦怠發熱服補中益氣湯數劑發赤點以爲瘡另服升麻葛根湯一劑更加惡寒仍服益氣湯四劑至九日出痘甚多余用八珍湯加黃芪白芷紫草四劑至二十日膿始貫用十全大補湯月餘而靨

凡痘疹始出一日至五七日之間雖身熱或腹脹足稍冷或身

熱瀉渴或身熱驚悸腹脹或身熱出汗者服十一味木香散

愚按前症屬脾氣虛寒假熱非此藥不救如未應佐以六君子専補脾氣更不應加木香補骨脂肉荳蔻兼補腎氣○一小兒第五日不紅活至九日貫膿不滿余謂氣血虛弱用十全大補湯治之庶無後患不信至脫痂痕作痒色白至十四日而殁○一小兒第七日膿清不滿形氣倦怠飲食少思大便不實用托裡散二劑手足指冷咬牙作渴用木香散倍用參芪一劑諸症頓退又用參芪四聖散四劑而愈

凡瀉水穀或白色或淡黃煎十一味木香散送七味肉荳蔻丸治之瀉止者佳服不止者多服

愚按前症若察其外症若唇青指冷睡而露睛口鼻氣寒瀉色青白脾腎虛寒也用前藥六君子湯加補骨脂肉荳蔻若

頰赤體熱睡不露睛口鼻氣熱瀉色黄赤脾土實熱也用瀉黄散〇一小兒腹脹渴瀉氣促體倦先君以爲表裡俱虚用六君子湯加歸芪送四神丸一服諸症頓退瘡勢頓正但膿遲而渴仍用前湯加歸芪二劑瘡色紅活形體頗安任其貫膿而痊

凡瀉頻津液内耗血氣不榮瘡雖起發亦不能靨也如身溫腹脹咬牙喘渴者難治緣穀食去多津液枯竭飲水蕩散眞氣故多死矣速與十一味木香散救之如不應急用十二味異功散

愚按前症兼手足指冷而色青白等症者屬陽氣虚寒急用木香散陽氣脱陷用異功散脾氣虚弱用六君子湯血氣虚弱用八珍湯不應用十全大補湯〇一小兒第九日不紅汪不貫膿云殁於十三日陳院長謂屬虚寒用十一味木香散

二劑漸紅活貫膿又用紫草木香湯及人參白术散而愈○族姪孫衍慶六歲出痘稀少瘡痂悉落至十三日身煩熱而畏寒手足逆冷厚衣圍火不能溫皆謂不治余曰大熱而不熱者是無火也急用人參理中湯煎服一盃肢體頓溫更用人參白术散調理而痊○一男子年二十餘發熱煩躁痘黯出血足熱腰痛用聖濟犀角地黃湯二劑而貫膿用地黃丸料數劑而瘡靨○一男子年將三十出痘色紫作渴飲水腰痛足熱耳聾余謂腎虛之症用加減八味丸料煎與恣飲熱渴頓止佐以補中益氣湯加五味麥門而愈○一小兒十二歲出痘色黯兩足及腰熱痛便秘咽舌乾渴引飲不絕衆謂腎虛不治先君用加減八味丸料作大劑煎與恣飲至二劬諸症悉退又佐以補中益氣及八珍湯各十餘劑而痊

凡四五日不大便用嫩豬脂一塊以白水煮熟切痘大與食之令臟腑滋潤使瘡痂易落切不可妄投宣瀉之藥元氣內虛則痘毒入裡多傷兒也

愚按前症若因熱內蘊宜用射干鼠粘子湯解之或發熱作渴或口舌生瘡或咽喉作痛並宜用之

凡瘡疹初出兩三日至十三日當忌外人及卒暴風寒穢惡之氣輕者三次出大小不一頭面稀少眼中無根窠紅肥滿光澤也重者一齊出如蚕種灰白色稠密瀉渴身溫腹脹頭溫足冷也輕變重者犯房室不忌口先曾瀉飲冷水餌涼藥也重變輕者避風寒常和煖大便稠也

愚按丹溪先生云痘疹密則毒甚用人參敗毒散犀角地黃湯或以涼藥解之雖數貼亦不妨〇一小兒痘疹甚密至九

日貫膿不滿色不紅活或云當殁於十二日余以爲氣血虚弱用八珍湯内加糯米百粒數劑至十五日膿完色正結痂而愈○一小兒五歲出痘啓而色白屬虚弱也始末悉用補托之藥而安旬餘飲食過多忽作嘔吐面白兼青目唇牽動先君以爲慢脾風症用五味異功散加升麻柴胡不信翌日手足時搐服前藥而不應急加木香乾薑二劑而愈○一小兒第五日矣稠密色黑煩躁喜冷先君以爲火極似水令恣飲冷芹汁煩熱頓止乃以地黄丸料服之至二十餘日而愈凡身熱發煩渴者宜用六味人參麥門冬散治之如不應用七味人參白术散

愚按前症若渴而飲冷者脾胃實熱宜用麥門冬散若渴而飲湯者氣虚熱渴宜用白术散若大渴引飲面赤血虚發躁

也用當歸補血湯

凡痘瘡欲靨已靨之間而忽不能靨兼腹脹煩渴者急用十一味木香散

愚按前症若兼惡寒或四肢冷瘡毒去而脾胃虚寒也宜用前藥若十指逆冷咬牙等症陽氣脱陷也用十二味異功散脾氣虚陷用六君加川芎當歸黄芪主之○一小兒九歲出痘第七日發熱煩躁不貫膿色灰白寒戰咬牙瀉渴腹脹手足冷時仲夏飲沸湯而不熱腹中陰冷先用木香散二劑益甚用異功散一劑頓安又用六君子加附子三分二劑後用調補之劑至十四日而愈

凡痘瘡欲靨已靨之間忽頭面温足指冷或腹脹瀉渴氣促者急服十二味異功散若十一二日當靨不靨身不壯熱悶亂不

寧臥則嘎氣煩渴嚙牙者急用十二味異功散加諸朮以救陰陽表裡

凡痘瘡已靨煩渴不止或頭溫足冷或腹脹或瀉或咬牙多致難愈急用十一味木香散以救之已上之症若誤與蜜水生冷之物則轉加熱渴而死

愚按前症屬脾胃虧損內真寒而外假熱耳非溫補不救如前藥未應用十全大補湯加附子以純補之〇一小兒頭生一癤出膿將愈忽癤間腫脹發痘二十餘顆遍身赤點用快癍湯而漸出用紫草散倍加參芪而出完用托裡消毒散而膿貫用托裡散而瘡靨〇一小兒痘已靨其痕色赤而錯縱日食粥七八碗作渴面赤先用白朮散二劑渴減五六粥減大半又用四君加蕪黄黄連二劑痕平色退乃用八珍湯加

茯苓山梔而痊○一小兒痘瘡愈後泄瀉飲食不化此脾腎
氣虛用六君加補骨脂肉荳蔻治之而愈○一小兒痘瘡將
愈患泄瀉侵晨爲甚飲食不化屬脾腎虛也朝用補中益氣
湯夕用二神丸而愈

凡身壯熱經日不除如無他症用六味柴胡麥門冬散治之熱
退即止如不愈服七味人參白朮散

愚按前症若肝膽熱毒用柴胡麥門冬散若肝經血虛用四
物湯加黃芪柴胡若中氣虛熱用人參白朮散

一男子患痘瘡作痛發熱不止其勢可畏皆以爲不起施銀
臺用消毒救苦湯治之諸症頓退乃先用仙方活命飲痛全
止又用八珍湯加紫草三錢四劑貫膿而靨○一小兒患痘
稠密大痛發熱勢甚危急先君用消毒救苦湯一劑安臥良

久遍身出小痘頓消再劑俱貫膿而靨
凡身壯熱大便堅實或口舌生瘡咽喉腫痛皆瘡毒未盡用四
味射干鼠粘子湯如不應用七味人參白术散
愚按前症若壯熱飲冷屬熱毒在表宜用前湯若兼大便不
通屬熱毒在內少用四順清涼飲若熱毒既去胃氣虛而發
熱用七味人參白术散若因陰血虧損而發熱用四物湯○
一小兒六歲患痘第七日根顆赤痛大便秘結小便赤澁煩
躁飲冷或用清涼解毒之劑未應錢容菴以爲熱毒內蘊用
四順清涼飲一劑并猪膽汁導下結糞而安又用犀角地黃
湯其痘自靨○一小兒痘瘡發熱作渴焮赤脹痛大便秘結
先用四順清涼飲一劑諸症頓退又用四味鼠粘子湯一劑
諸症全退再用紫草湯而貫膿用消毒飲而痘靨○一小兒

痘愈而聲瘖面赤足心發熱小便赤少先君以爲腎經虛熱用六味地黄丸補中益氣湯而愈其時患是症用清熱解毒者俱不起〇一小兒十一歲患痘第四日根盤紅活起發因痛甚不止至七日形氣甚倦痘色淡而欲陷此因痛盛而傷元氣也先用仙方活命飲一劑而痛止再用八珍湯而貫膿

凡風熱咳嗽咽膈不利用三味桔梗甘草防風湯治之如不應用七味人參白术散主之

愚按前症如痘熱内作宜用桔梗甘草防風湯如兼痰熱咳嗽佐以抱龍丸若氣虛痰涎壅上宜用人參白术散以補脾肺〇一小兒痘瘡十二日患咳嗽十餘日不愈所服皆發表化痰余曰此脾肺氣虛復傷真氣而變肺癰也不信仍服前藥果吐膿血用桔梗湯而愈〇一小兒痘將愈咳嗽面色黄

白嗽甚則赤用五味異功散調補而愈
凡涕唾稠粘身熱鼻乾大便如常小便黃赤用十六味人參清膈散如不應用七味人參白术散
愚按前症屬脾肺蘊熱痘邪為患用清膈散解散邪氣若脾肺虛熱不能司攝用人參白术散調補中氣○一小兒痘赤壯熱咳嗽痰甚煩熱作渴用人參清膈散一劑諸症頓退日用芹菜汁旬餘而靨○一小兒痘瘡狂喘躁熱作渴飲冷痰涎不利先君用十六味清膈散犀角地黃湯各一劑頓愈又用當歸補血湯而愈○一小兒痘赤狂喘大便不利先君治以犀角地黃湯芹菜汁而痊○一小兒痘愈後涕唾口乾飲湯鼻塞或腹作脹先用白术散二劑後用六君子湯而愈
凡痰實壯熱胸中煩悶大便堅實臥則喘急速用五味前胡枳

殼湯治之
愚按前症若因腸胃蘊熱宜急用前湯緩則熱毒延內多致
有悮○一小兒患痘赤痛發熱作渴大便不利錢寄菴用前
胡枳殼散一劑諸症頓退又用前生犀角地黃湯二劑月餘
而愈○一小兒第八日根顆赤腫脹痛作渴大便下黑血煩
渴發喘飲冷呻吟求治施銀臺以爲血熱毒蓄於內用聖濟
犀角地黃湯一劑諸症悉退又用消毒丸及化班湯而愈○
一小兒痘根色赤作痛發熱口渴喜冷大便堅實用清涼飲
一劑痛熱少減再劑便利渴止却用聖濟犀角地黃湯而安
用芹菜汁而靨○一小兒痘根色赤作痛熱渴喜飲冷水大
便不利先用五味前胡枳殼散大便利而熱渴減又用聖濟
犀角地黃湯而安用芹菜汁而靨○一小兒大便不利小便

赤澁作渴飲冷先君用涼膈散一劑漸愈又用濟生犀角地黄湯及芹菜汁而痊若乳母有肝火兒患此症必用加味逍遥加黄芩犀角兼治其母〇一小兒痘已愈而痕赤作痛内熱作渴二便不利先君用濟生犀角地黄湯及芹菜汁而痊後用四物黄芪而安〇一小兒痘痕白或時痒作渴飲湯大便稀溏先君用五味異功散加當歸黄芪而痊〇一小兒痘痕白時或痒先君以爲氣血俱虚用八珍湯補之不信自用解毒之劑後卒變慢脾風而殁惜哉

凡飲冰雪不知寒者陽盛陰虚也飲沸湯不知熱者陰盛陽虚也陽盛則補陰木香散加丁香官桂陰盛則補陽異功散加木香當歸每一兩藥共加一錢

愚按陽盛者當用清涼飲以補陰陰盛者當用異功散以補

陽須審的實而用若或少差死在反掌前云乃傳寫之誤

凡瘡瘍首尾若誤飲冷水瘡驚之後其痂遲落或生癰腫或成痈蝕蓋脾胃屬土而主肌肉水濕所傷則津液衰少榮衛澁滯不能周流故瘡痂遲落而生癰腫

愚按痘癰之類屬血熱未解而內作外邪搏於肌膚之間或餘毒蘊結經絡輕則肌表津淫瘙痒甚則肢節壅腫作痛若餘毒熾盛先用仙方活命飲以解其毒却用托裡消毒散毒氣將盡用四君歸芪以補托元氣大凡痘瘡始末皆係脾胃之氣所主若飲食藥餌失宜多致變症故凡飲食少思內熱晡熱者屬脾胃氣虛血弱佐以四君芎歸黃芪升麻若飲食如常發熱作痛者屬氣血虛弱餘毒爲患佐以射干鼠粘子湯若飲食如常發熱作痛大便秘結者屬熱毒內蘊用大連

翹飲如不應仙方活命飲若根赤而作痒血虛也四物加牡丹皮色白而作痒血虛也四君加當歸芍藥色赤而作痛血熱也四物加連翹金銀花腫而不潰血氣虛也用托裡消毒散潰而不愈脾氣虛也用六君子湯○一小兒痘毒蝕陷敷以雄黃散及服加味解毒散而愈○一小兒痘毒遍身腐潰膿水淋漓以經霜茅草研末鋪於寢席更服九味解毒散頓愈用神効當歸膏敷之而痊○一小兒痘毒後腿膝腫痛此脾腎虛而毒流注先用活命飲四劑腫痛頓減再用補中益氣湯及六味地黃丸而痊○一小兒腿膝腫潰而膿水不止內熱晡熱體倦肌瘦先君以為元氣復傷用補陰八珍湯六味丸三月餘而愈○一小兒痘已愈兩目昏閉先君用鼠粘子湯加山梔龍胆草犀角目開而有赤白翳佐以蛇蛻散外

用二粉散尋愈

凡瘡瘍已潰未愈之間五臟未實肌肉尚虛血氣未復被風邪相搏則津液濇滯遂成疳蝕宜用雄黃散綿繭散等藥治之久而不愈則潰多致不起

愚按前症屬足陽明胃經其方解毒殺蟲之劑若毒發於外元氣未傷者用之多效若胃氣傷損邪火上炎者用蕪荑湯六味丸若赤痛者用小柴胡湯加生地黃肝脾疳症必用四味肥兒丸及人參白朮散更佐以六味地黃丸○一女子痘痂將脫因其穢氣以湯浴之而身熱如炙四肢直如發痙然此腠理開泄熱毒乘虛而入用十全大補湯一劑頓安○一小兒痘出甚密先四肢患毒潰而愈後口患疳蝕齦牙齦先用大蕪荑湯活命飲各一劑又用清胃散加犀角及蟬

餘先而愈後發熱作渴口中作痛服稀餘丸搽人中黄而安

類集痘疹已効各方

葛根麥門冬散　治小兒熱毒斑疹頭痛壯熱心神煩悶

葛根三錢　麥門冬去心四錢　人參二錢　石膏半兩

石膏半兩　升麻　甘草　茯苓各二錢　赤芍藥一錢

右爲麄散每服三錢水一大盞煎至六分去滓徐徐溫服不拘時量大小增減

愚按前方乃陽明胃經之藥也外除表邪内清胃火兼補元氣若非發熱作渴表裏有熱者不可用若表裏俱虚而發熱作渴者宜用人參麥門冬散

生地黄散　治小兒痘疹身熱口乾咳嗽心煩者

生地黄半兩　麥門冬去心七錢　杏仁　款冬花

陳皮去白各二錢　甘草半錢炙

右爲麄散每服三錢水一大盞煎至六分去滓徐徐溫服不拘時量大小加減

愚按前方若肺經有熱者宜用此方若痰氣上壅佐以抱龍丸

惺惺散　治小兒風熱瘡疹傷寒氣頭痛壯熱目澁多睡咳嗽喘促

桔梗炒　細辛　人參　甘草

白茯苓　川芎　白朮各一兩

右爲麄散每服三錢水一大盞薄荷五葉生薑三片同煎至六分去滓徐徐溫服不拘時候量大小加減

愚按前症方若表虛風熱所乘而致諸症者宜用此藥若表

實內熱相搏而致諸症者宜用升麻葛根湯若渠作渴飲冷諸須用葛根麥門冬散大凡瘡疹未出已出之間多增寒壯熱身體疼痛大便黃稠此正病也若無他疾不必服藥

四味升麻葛根湯　治初發熱症疹未明宜用此湯以散之

白芍藥炒　川升麻一兩　甘草　葛根一兩半

右爲麄散每服三錢水一大盞煎至六分去滓不拘時徐徐溫服

愚按前方胃經發表之劑表實而熱毒壅滯於肌肉者須用此藥以疎泄之恐虛其表而痘毒不能托出也

十一味異功散

木香　大腹皮　人參　桂心

赤茯苓　青皮　前胡　訶梨勒去核

半夏薑製　丁香　甘草炙各三錢

右爲麤散每服三錢水一大盞生薑三片同煎至六分去滓空心溫服量大小以意加減

愚按前方治痘瘡已出未愈之間其瘡不光澤不起發不紅活或巳時至五七日間或泄瀉作渴或肚腹作脹氣促作喘或身雖熱而腹脹足指冷或身熱而作瀉或身熱而驚悸腹脹或身熱汗出不止或氣急寒戰咬牙或渴而飲水食渴或瘡欲靨而不靨或瘡痂欲落不落而反腹脹渴瀉足指冷或驚悸寒戰咬牙此脾胃終變虛寒津液衰少此發內經微旨陰陽蘊奥非神於術者豈能言哉前症乃陽氣內虛寒而外假熱加以痘瘡脾胃虧損諸臟虛寒之敗症急用前散以救胃氣亦有可生者

十二味異功散

木香三錢半　官桂二錢去粗皮　當歸三錢半　人參二錢半

茯苓二錢　陳皮　厚朴二錢半薑製　白朮二錢

半夏一錢薑製　丁香　肉荳蔻二錢半　附子一錢半炮去皮

右為麄散每服三錢水一大盞半生薑五片肥棗三枚煎至六分去滓空心溫服三歲兒作三服五歲兒作兩服一週兩歲兒作三五服病有大小以意加減此藥家傳五世累經效驗

愚按前方治痘瘡已出未出不起發不光澤不紅活謂之表虛宜用此藥治之若已出未愈瘡不光澤或不起發不紅活或腹脹作瀉泄瀉氣促謂之表裏虛寒急用此藥送荳蔻丸或十一日間不靨嚙壯熱悶亂不寧臥則須渴咬牙手足指冷

數飲沸湯而不熱圍火重衾而仍寒悉屬表裏虛寒也王太僕云大寒而盛熱之不熱是無火也當益其心火急用前藥以回其陽亦有生者

肉荳蔻丸七味治瀉水穀或白或淡黃不能止者

木香　硇砂仁三錢　白龍骨半兩　阿子肉半兩

赤石脂七錢　枯白礬七錢　肉荳蔻半兩

右爲細末用麵糊爲丸如黍米大一周歲兒每服三五十丸三歲兒服百丸溫米飲下瀉甚者煎木香散或異功散送下瀉止住服不必多服

愚按前方治陽氣虛寒腸滑泄瀉之澀劑蓋腎主大便若因腎氣不固而致前症者宜用木香散送四神丸如不應急煎六君子湯送四神丸補之蓋荳蔻丸澀滯之功多補益之功

少也

人參麥門冬散　治痘瘡微渴　一名麥門冬散

麥門冬一兩　人參　甘草炙　陳皮

白术　厚朴薑製各半兩

右爲麄散每服三錢水一大盞煎至六分去滓徐徐温服不拘時量大小增減

愚按前方若痘瘡熱毒氣虛作渴宜用之若因氣虛弱作渴用人參白术散

消毒散　治痘瘡六七日間身壯熱不大便其脉緊盛者用此藥以微利之　一名消毒飲

牛蒡子四兩杵炒　荆芥穗　甘草炙各一兩

右爲麄散每服三錢水一大盞煎至八分去滓不拘時徐徐

溫服

愚按前方若毒在肌肉尚未能盡發而致斯症脉浮而緊者最宜此藥疎解其毒若痘頻輕脉沉而緊者毒在臟腑宜用前胡枳殼疎通以絕其源其痘尤輕

柴胡麥門冬散　治痘瘡壯熱經日不止更無他症此藥治之

即六味柴胡麥門冬散

柴胡二錢半　龍胆草一錢炒　麥門冬三錢　甘草炙　人參　黑參各一錢半

右為粗散每服三錢水一大盞煎至六分去滓不拘時徐徐溫服量大小加減

愚按前方若痘瘡表熱根盤色赤焮痛作渴飲冷或兩目作痛或素有肝火而患痘瘡者尤宜用之

射干鼠粘子湯　治痘瘡壯熱大便堅實或口舌生瘡咽喉腫痛皆餘毒所致

鼠粘子四兩炒杵　甘草炙　升麻　射干各一兩

右爲麤散每服三錢水一大盞煎至六分去滓徐徐溫服

愚按前方若痘瘡初出發熱焮痛根盤赤盛或咽喉口舌疼痛作渴引飲者宜用若因胃氣虛弱發熱而致前症者宜用人參麥門冬散

桔梗甘草防風湯　治風熱咽喉不利

桔梗炒　甘草炙　防風各等分

右爲麤散每服三錢水一大盞煎至六分去滓徐徐溫服不拘時量大小加減

愚按前方若上焦風熱或痰涎上攻咽喉不利或口舌生瘡

作渴引飲者須用此藥發散解毒痘雖出亦在輕淺

人參清膈散　治涕唾稠粘身熱鼻乾大便如常小便黄赤宜用此方治之

人參　柴胡　當歸　芍藥炒

知母炒　桑白皮炒　白术炒　黄芪炒

紫苑　地骨皮　茯苓　甘草

桔梗炒，各二兩　黄芩半兩　石膏　滑石各一兩半

右為麄末每服三錢水一大盞生薑三片同煎至六分去滓不拘時徐徐溫服量大小加减

愚按前症即癰痘因熱毒蘊結於藏腑經絡之間者當用此藥以疏導托裡調和榮衛使邪氣退則元氣不傷而痘瘡易愈也

前胡枳殼散　治痰實壯熱胸中煩悶大便堅實臥則喘急

前胡一兩　枳殼　赤茯苓　大黃

甘草炙，各半兩

右爲麤散每服三錢水一大盞煎至六分去滓不拘時量大小加減如身溫脉微并瀉者不可服

愚按前症若屬肺胃實熱氣鬱痰滯大便秘結小便赤澁煩渴飲冷身熱脉數者宜用之以表散外邪疎通內臟使邪氣不壅滯且痘瘡輕而易愈也

人參白术散　治痘瘡已靨身熱不退此藥清神生津除煩止渴

人參　白术　藿香葉　木香

甘草　白茯苓六味，各一兩　乾葛二兩

右為麄散每服三錢水一大盞煎至六分去滓不拘時徐徐服

愚按前症若痘瘡已靨身熱或津液少而口乾引飲者胃氣虚弱也宜用人參白术散若腹脹泄瀉口乾足指寒冷者脾氣虚寒也宜用十一味木香散若形寒惡寒嘔吐不食腹脹瀉渴等症乃脾氣虚寒下陷也用六君子加升麻薑桂如不應急加丁香若發熱煩躁身熱惡衣屬血脱發躁用當歸補血湯大凡痘瘡若脾氣虚弱出不快者悞以為熱毒壅盛用凉藥宜利解散致脾胃受傷元氣愈虚使瘡不起發不充滿不結靨不成痂而痒塌煩躁喘渴死者多矣凡痘瘡首尾不宜與水則瘡靨之後其痂落遲或主癰腫治失其法必成疳蝕瘡血水不絶甚則面黄唇白多致難愈蓋脾胃屬上而主

肌肉故也

韶粉散　治小兒痘瘡纔愈而毒氣尚未全散瘡痂雖落其瘢猶黯或凹凸肉起當用此藥塗之

韶粉一兩　輕粉一錢

右研和入煉猪脂油拌勻如膏薄塗瘡瘢上如痘痂欲落不落當用此方

羊髓骨髓

右煉入輕粉一錢研成白膏甕合盛之塗瘡上○如痘瘡痒悞搔成瘡及瘡痂欲落不落用上等白蜜塗之其痂自落亦無紫黑瘢痕神妙

愚按前症若痘瘡痕赤而作痒屬血虚而有熱也佐以四物牡丹皮若痕白而作痒氣虚而有熱也佐以四君芎歸痛痂

欲落不落者脾經血氣虛八珍湯若發熱而大便秘結者腸胃內熱也犀角消毒丸發熱而大便調和者肺胃熱也麥門冬散膿水淋漓者肌表熱也用敗草散敷之

雄黃散　治小兒因痘瘡牙齦生疳蝕瘡

雄黃一錢　銅綠二錢

右二味同研極細量瘡大小乾糝

綿蠒散　治小兒因痘瘡餘毒肢體節骱上有疳蝕瘡膿水不絕

出蛾綿蠒不拘多少

右用生白礬搥碎實蠒內以炭火燒礬汁乾取出爲末乾貼疳瘡口內如腫骨作痛更服活命飲

愚按雄黃散清肝殺蟲解毒外治之方也其症所感之經與

所致之因各有不同若因手足陽明經蘊熱所致者用犀角消毒散若因脾經積熱者用大蕪荑湯若因腎經虛熱者用地黃丸若因肝經積熱者用蕪荑湯送大蘆薈丸○其綿繭散總治疳毒膿水淋漓收斂之外劑若果係內無餘毒而未痊者宜用斂之若因氣血虛而不斂宜用托裏散若發熱腫痛大便不結用仙方活命飲更以隔蒜灸法若腫痛作渴大便秘結用四順清涼飲若大便已通腫痛未退仍用活命飲若發熱倦怠大便調和用八珍湯加犀角如疳蝕未應急用隔蒜灸若發熱口乾肢體倦怠用八珍湯加黃芪若飲食少思肢體倦怠用五味異功散加當歸若濃水不絕而發熱用四物參芪丹皮若膿水不絕而惡寒用四君歸芪惡寒發熱者用八珍黃芪若乳母肝經血虛發熱用加味逍遙散若肝

經因怒發熱用加味小柴胡湯若肝經因鬱發熱用加味歸脾湯仍參前痘瘡首尾悞飲水證

穀精草散　治小兒痘瘡已靨眼目翳膜遮障瞳人癮澁淚出久而不退或十二三日瘡痂已落其瘡瘢猶黯或凹或凸此肌肉尚嫩不可澡浴及食炙煿辛辣有毒之物恐熱毒薰於肝膈目生翳障若不能守禁而致患者須用此治之

穀精草一兩　生蛤粉二兩

右為細末以獖猪肝一葉用竹刀批片糝藥在内用草繩縛定入罐器内量用水慢火煑熟令兒食之

愚按前症若痘瘡愈後餘毒入於肝經而作痛者宜用此方羊肝散亦効若肝經熱毒眼睛作痛佐以小柴胡湯加生地黄或犀角地黄湯

解毒湯　治一切熱毒腫痛或風熱搔痒脾胃

黄連三分　金銀花　連翹各五分

右水煎服

愚按前症當審其臟腑部分及各隨所因而治之若在乳下

必當兼治其母

參湯散　治水痘

地骨皮炒半分　麻黄去節一分　人參一分　滑石半分

大黄一分濕紙煨熟　知母　羌活各一分　甜葶藶一分用紙炒

甘草炙半分

右爲末每服半錢水一小盞入小麥七粒同煎至十數沸每

服三五匙不可多服

愚按前方發表散邪踈通内熱之峻劑若遍身作痛壯熱煩

躁作渴飲冷大便秘結小便澁滯喘嗽等症宜用此方或前胡枳殻散然水痘多屬表邪若但發熱引飲小便赤色者當用升麻葛根湯如無他症不必用藥也

右小兒瘡疹無正方論雖有王謂錢氏之書止見其方未見其源療之者往往以藥宣利解散因耗傷真氣遂至不救者多矣人深可痛憫文中今將祖父秘傳方論集爲一卷蓋守此方三十餘年全活者甚衆百不失一今合廣其傳使患者無枉夭之禍醫者有活人之功此僕之夙心也

附方

三豆飲　治天行痘瘡始覺即服之多者必少少者不出等症

小赤豆　黑豆　菉豆　甘草節五錢

右水煮熟任兒食之七日自不發

紫草木通湯　治痘瘮出不快

紫草　人參　木通　茯苓

糯米各等分　甘草減半

右每三錢水煎服

升均湯　治痘瘡已出不匀或吐瀉發熱作渴

升麻　乾葛　芍藥炒　人參

白术炒　茯苓　甘草　紫草如無紅花代之

右每服三五錢姜水煎

參芪內托散　治痘瘡裡虛發痒或不潰膿或爲倒靨等症

人參　黄芪炒　當歸　川芎

厚朴薑製　防風　桔梗炒　白芷

官桂　紫草　木香　甘草

右入糯米一撮水煎服仍量兒加減

紫草快癍湯 治痘疹血氣不足不能發出色不紅活等症即紫草湯

紫草 人參 白术 茯苓
當歸 川芎 芍藥 木通
甘草 糯米

右每服二錢水煎

人參胃愛散 治痘瘡已發未發吐瀉不止不思飲食等症

人參 藿香 紫蘇 木瓜
丁香 茯苓 甘草 糯米

右每服三錢姜棗水煎

紫草木香湯 治痘瘡裏虛痒塌黑陷悶亂

紫草　木香　茯苓　白术

人參　甘草炒　糯米

右每服三錢水煎

大如聖飲子　治痘疹瘢痕毒攻咽嗌腫痛熱渴或成癰毒不消等症

桔梗　甘草　鼠粘子炒各一兩　麥門冬五錢

右每服二錢水煎

四聖散　治痘疹出不快及倒靨

紫草茸　木通　甘草炙　枳殼麩炒

黄芪各等分

右每服二錢水煎

獨聖散　治痘瘡倒靨陷伏用川山甲取前足嘴上者燒存性

爲末以木香湯入少酒服之

快透散　治痘瘡出不快等症

紫草　蟬蛻　木通　芍藥

甘草炙各等分

右每服二錢水煎

愚按海藏先生云身後水不快足太陽經也用荆芥甘草防風湯身前出不快手陽明經也用升麻葛根湯四肢出不快足陽明經也用防風芍藥甘草湯此皆解毒升發之劑也不可不知

鼠粘子湯　治斑疹稠密身熱等症

鼠粘子炒　當歸　甘草炙各一錢　柴胡

連翹　黄芩　黄芪各一錢半　地骨皮二錢

右每服二錢水煎

紫草散　治痘疹黑陷氣血虛弱瘡疹不起

紫草　甘草　黄芪炙　糯米各一錢半

右水煎服

益元散　治痘疹初起煩躁作渴等症

滑石六兩　甘草一兩

右各另爲末每服五六分白湯調下

活血散　治痘疹血虛熱已出未盡煩躁不寧肚腹疼

白芍藥一兩酒炒

右爲末每服一匙糯米湯調下荔枝湯亦可對四君子湯加

歸芪名參歸活血散

參芪四聖散　治痘瘡有熱出至六七日不能長不生膿或

作痒

人參　黄芪炒　白术炒　茯苓

當歸　芍藥炒　川芎各五分　紫草如無紅花代之

木通　防風各三分　糯米二百粒

右水一盞煎半盞徐徐服

人參透肌散　治痘瘡已而有熱難能出快長不齊整隱於肌膚間者

人參　紫草如無紅花代之　白术　茯苓

當歸　芍藥　木通　蟬退

甘草　糯米各等分

右每服三錢水一盞煎半徐徐服

大連翹飲　治積熱大小便不利及痘後餘毒不解肢體患瘡

或丹瘤遊走不止

連翹　瞿麥　荆芥　木通

赤芍藥　當歸　防風　紫胡

滑石　蟬退　甘草各一錢　山梔炒

黄芩五分炒各

右每服三錢水煎一歲每服一二匙三五歲者每服數匙，愚按前方苦寒辛散發散肌表疏通内臟之劑若表裹實熱煩躁飲冷大便不通小便秘結者宜用之慎不可過劑恐復傷胃氣而變他症也若妄發之則成斑爛妄下之則成虚脫

胡荽酒　治穢氣使痘疹出快

右用胡荽一把以好酒二盞煎一兩沸令乳母每含一兩口

噴兒遍身勻噴頭面房中須燒胡荽香能辟除穢氣使痘疹出快煎過胡荽懸掛房門上最妙

愚按前方最宜用之若痘疹已出而飲食少思宜用藁炙之兒闕褻香酒能開胃氣進飲食解毒氣若因飲食停滯未及滲泄遂用此治恐反助其邪以生濕熱則成痘毒也

甘露飲子　治積熱及痘後咽喉腫痛口舌生瘡齒斷宣腫

生地黃炒　麥門冬去心　熟地黃　天門冬去心

黃芩炒　石斛　枳殼麩炒　枇杷葉去毛

茵蔯　甘草炙各等分

右每三錢水煎每服三五匙不可多服

愚按前方凉血解毒除濕清熱寒中之劑治脊審之

托裏散　治痘毒元氣虛弱或行尅伐不能潰散用之未成自

消已成自潰

人參　黃芪炒各二錢　當歸酒洗　白朮

陳皮　熟地黃　茯苓　芍藥炒各五分

甘草炙五分

右三五錢水煎服

托裡消毒散　治瘡毒氣血虛弱不能起發腐潰收歛或發寒熱肌肉不生

人參　黃芪炒　當歸酒洗　川芎

芍藥炒　白朮炒　陳皮　茯苓各一錢

金銀花　連翹　白芷各七分　甘草五分

右每服三五錢水煎服

八正散　治下焦積熱大小便不通或小便淋瀝脉症俱實

大黄酒炒　車前子炒　瞿麥　萹蓄
山梔炒　木通各一錢　滑石煅二錢　甘草一錢
右每二錢水煎服
涼膈散　治上焦實熱煩渴面目赤熱頭昏咽噪咽痛口瘡便
溺赤澁狂言譫妄睡卧不安
大黄　朴硝　甘草各二兩　連翹一兩
梔子仁　薄荷葉各二錢
右爲末每服一錢竹葉蜜些少煎服
解毒防風湯　治痘瘡毒氣熾盛
防風　地骨皮　黄芪　白芍藥炒
荆芥　牛旁子
右每服四錢水煎服或爲末白湯調下

人參理中湯　治中氣虛熱

人參　白术炒　甘草炙各等分

右每服一錢，姜棗水煎服，爲末姜汁糊丸菉豆大，每服二三十丸，白湯下亦可。

六君子湯　治脾胃虛弱，不思乳食，或嘔吐泄瀉，飲食不化，或時患飲食停滯。

人參　白术　茯苓各二錢　陳皮

半夏　甘草炙各一錢

右每服二三錢，姜棗水煎。

補中益氣湯　治中氣不足，因睡發熱，或元氣虛弱，感冒風寒諸症。

黄芪炙　人參　白术炒　甘草炙

當歸　陳皮各五分　升麻　柴胡各二分

右姜棗水煎

瀉黄散　治脾胃實熱

藿香葉　甘草各七錢五分　山梔仁一両　石膏五錢

防風二両

右用蜜酒微炒爲末每一二錢水煎

五味異功散　治脾胃虚弱吐瀉不食

人參　茯苓　白朮　甘草炒

陳皮各等分

右爲末每服三錢姜棗水煎

四君子湯　治脾虚飲食不化或泄瀉嘔吐

人參　白茯苓　白朮　甘草各炙五分

右水煎服

四物湯　治肝脾血虛發熱日晡益甚或煩躁不寐

當歸　熟地黃各二錢　白芍藥炒一錢　川芎五分

右作二劑水煎服

桔梗湯　治咳嗽吐膿痰中有血已成肺癰

桔梗炒　貝母　當歸酒浸　瓜蔞仁

枳殼麩炒　薏苡仁　桑白皮炒　百合蒸各一錢五分

五味子炒　葶藶炒　地骨皮　知母炒

甘草節　防風　黃芪炒　杏仁各五分

右每服一二錢水煎

四順清涼飲　治積熱煩赤作渴四肢驚掣大便秘澁

赤芍藥　當歸　大黃　甘草各等分

右每服一錢水煎

蟾蜍丸　治無辜疳症一服虛熱退二服煩渴止三服瀉痢愈

蟾蜍一枚夏月溝渠中取腹大不跳不鳴身多癩者

右取糞蛆一杓置桶中以尿浸之却將蟾蜍跌死投與蛆食一晝夜用布袋盛蛆置急流中一宿取出瓦上焙乾爲末入麝香一字粳米飯丸麻子大每服二三十丸米飲下甚效

人參敗毒散　治傷風時氣寒熱咳嗽

人參　茯苓　甘草炒　前胡

川芎　羌活　獨活　桔梗

柴胡　枳殼各等分

右爲末每服一二錢生薑薄荷水煎

仙方活命飲　治一切瘡毒未成内消已成即潰此消毒排膿

止痛之聖藥也若膿出而腫痛不止元氣虛也當用托裡散之類

川山甲　白芷　防風　没藥

甘草　赤芍藥　當歸尾　乳香

天花粉　貝母各一錢　金銀花　陳皮各三錢

皂角刺二錢

右每服二三錢酒水各半煎

神効隔蒜灸法　治痘疔毒氣熾盛使諸痘不能貫發已起發者不能貫膿已貫膿者不能收靨或大痛或麻木痛者灸至不痛不痛者灸至痛其毒隨火而散京師嘗見治此者即以線針挑破出毒血諸毒隨時貫膿若挑破不痛不出血者難治若用此法灸之即知痛更用針挑破紫血隨出諸痘隨貫

亦有生者其法用大蒜頭切三分厚安瘡疔上用小艾炷於蒜上灸之每五壯易蒜再灸若紫血出後腫痛不止尤宜當灸治者審之

神効當歸膏　治瘡毒津淫或湯火等瘡不問已潰未潰

當歸　黃蠟　生地黃各一兩　麻油

右先將當歸地黃入油煎黑去查入蠟熔化候冷攪勻即成膏矣

蛇蛻散　治痘毒目翳

蛇蛻二錢爲末　瓜蔞仁五錢研爛

右用羊肝一片批開入藥末二錢線扎緊用米泔煑熟頻與兒食或乳母食

荊芥甘草防風湯　解瘡毒

荆芥　　甘草　　防風各等分

右每服一錢水煎

防風芍藥甘草湯　解痘毒

防風　　芍藥　　甘草各等分

右每服一錢水煎

麻黄甘草湯　治表實痘毒熾盛

麻黄五分　　生甘草三分

右水煎服

輕粉散　治出痘眼内生翳

真輕粉　　黄丹各等分

右研左眼有翳吹入右耳右眼有翳吹入左耳更以菉豆皮

穀精草白菊花各一兩爲末每服三錢乾柹一枚米泔一盞

煎乾將柿去核食之不拘時候日三枚

成都方士禹太和云治痘瘡黑陷垂死者用壁蟢蜘蛛如黃豆者一枚擂爛若一歲兒用雄黃一厘二歲者用二厘十歲者一錢再同蜘蛛研勻用好燒酒一杯調和徐徐服之余意此方即同前十二味與十一味異功散之相類也若因陽氣虛寒不能營運周身以致四肢逆冷腹脹唇青其色黑陷者宜用燒酒若因元氣虛乏或色淡白隱隱見於肌膚而不能起發者宜用陳酒亦可不可偏滯於燒酒也若小兒未週歲者宜酌量與服之亦不可拘於杯許也又有一等氣血俱虛者或色淡紅而不光澤又不起發或驚悸咬牙用紫草與紅花以陳[illegible]酒濃煎與兒服之亦可以保其全生也用者宜審諸

抱龍丸　治痰熱喘嗽發熱驚悸不安亦能發痘瘡

膽星四兩　天竺黄一兩　雄黄　硃砂各五錢

麝香少許

右爲細末用甘草一觔煮汁爲丸每一兩作二十丸用薄荷

或燈心湯化下

造膽星法南星不拘多少臘月臘水侵洗切塊晒乾爲末用

黄牛膽汁拌匀仍用牛膽數枚裝入填滿以線扎口懸掛當風

處陰乾隔年方可用

愚按前方清熱豁痰利氣之藥過劑則脾肺復傷而反不愈

或更加胸腹作脹飲食作嘔者宜用人參白术散培補中氣

五福化毒丹　治胎毒及痘後頭面生瘡眼目腫痛

生地黄　熟地黄　天門冬去心　麥門冬去心

玄參各三兩　甘草　甜硝各三兩　青黛一兩五錢

右爲末煉蜜丸芡實大每服一丸白湯化下

愚按前方生血凉血解毒寒中之劑用之得宜殊有良驗不過一二丸

犀角消毒丸　治諸積熱及痘疹後餘毒生瘡

生地黄　防風　當歸　犀角屑鎊

荊芥各一兩　牛旁子杵炒　赤芍藥　連翹

桔梗各七錢　薄荷　黄芩炒　甘草各五錢

右爲末煉蜜丸芡實每服一丸薄荷湯下

愚按前方清熱解表凉血破血消毒損胃之劑多不過一二

大凡痘毒當參前痘瘡悞飲冷水葢粉散治法用之餘倣

此

草散　治痘瘡搔撾或瘡膿血淋漓謂之斑爛用犀爛草或
蓊墻爛草多年者佳如無臙脂生者尤佳爲末摻之
愚按前症亦有氣血虛熱而不愈者如遍身患者須多移鋪
蓆上令兒坐卧其瘡即愈

肝散　治痘毒入眼或無辜疳氣入眼
蜜蒙花　青箱子　决明子　車前子炒
右爲末用蜜蒙花末三錢餘藥各一錢拌勻用羊肝一大葉
薄批摻上濕紙裹煨熟空心食之
愚按前症若因肝經風熱傷血宜用本方若因肝經血虛風
燥宜用四物湯加山梔鈎藤鈎牡丹皮若因肝經血虛生風
或腎水不能生肝木宜用六味丸若成肝疳者用六味地黄
丸以滋肝腎用四味肥兒丸加人參白术以補肝脾

一小兒痘瘡目生昏翳或作或輟服退翳之藥不愈診之脉絃細而數此乃肝腎有疳症余用九味蘆薈丸及六味地黃丸又與經粉黃丹散尋愈

一小兒患兩目赤腫痛不可當此肝火爲患用四物合小柴胡加山梔牛蒡子生甘草倍用穀精草數劑而愈

一小兒痘愈後眼痛不開用犀角地黃湯加柴胡湯一劑而開又生赤翳迷滿仍用前藥加穀精草治之而愈

蟬菊散　治痘瘡入眼或病後生翳障

蟬蛻洗淨去土　白菊花各等分

右每服二錢水一盞入蜜少許煎乳食後量兒大小與之

羌菊散　治痘毒上攻生翳并暴赤羞明

羌活　蟬蛻　防風　蛇蛻

菊花　穀精草　木賊　甘草
山梔子　白蒺藜　大黄　黄連
沙苑蒺藜各等分
右爲末每服一錢清米泔温煖調下
丹粉散　治痘毒膿水淋漓
輕粉　黄丹各五分　黄連末二錢
右研勻摻患處
羚羊角散　治小兒痲疹後餘毒不解上攻眼目生翳羞明眵
淚俱多紅赤腫閉
羚羊角鎊　黄芩　草決明
車前子　升麻　防風　大黄
芒硝各等分

右以水一盞煎半盞去滓稍熱服

消毒化斑湯　治小兒斑疹未滿二十一日而目疾作者餘症同上　即消毒救苦湯

羌活五分　藁本二分　細辛二分　黄連三分

黄芩一分　酒芩二分　酒柏三分　生地黄二分

麻黄五分　升麻五分　白朮一分　蒼朮二分

生甘草一分　吳茱萸半分　陳皮一分　紅花半分

蘇木一分　當歸三分　連翹三分　防風五分

川芎二分　葛根一分　柴胡二分

右作一服水二盞煎至一盞去滓稍熱服

穀精草散　治痘疹已靨瞖膜遮障瞳子等症

穀精草　蛤粉　黑豆各二兩

右爲末用雄猪肝一葉竹刀批開摻藥在内以麻線縛定鑵内水煮熟令兒食之

當歸補血湯　治血氣損傷或妄服峻劑致氣血益虛肌熱大渴引飲目赤面紅脉洪大而虛重按全無此病多得於飢飽勞役者

黄芪（一兩）　當歸（三錢酒製）

右水煎乳母同服

濟生犀角地黄湯　治鬱熱不解經絡隨氣湧泄爲衄血或清道閉塞流入胃脘吐血或餘血停滯面色痿黄大便色黑者

犀角　生地黄　白芍藥　牡丹皮（各一錢）

右水煎服乳母同服

四神丸　治脾胃虛弱大便不實飲食不思或泄利腹痛等症

肉豆蔻二兩　補骨脂四兩　五味子二兩　吳茱萸一兩浸炒

右爲末生薑八兩紅棗一百枚煮熟取棗肉和末丸桐子大每服五七十丸空心或食前白湯服去五味子吳茱萸名二神丸

四味肥兒丸　治小兒食積五疳或白禿體瘦肚大筋青髮稀成穗或遍身瘡疥等症

蕪荑炒　神麯炒　麥糵炒　黄連各等分

右爲末猪胆汁丸黍米大每服三十丸木通煎湯下

九味蘆薈丸　治小兒肝脾疳積體瘦熱渴大便不調或瘰癧結核耳内生瘡等症

胡黄連　黄連　蘆薈　木香

蕪荑炒　青皮　白雷丸　鶴膝草各一兩

麝香三錢

右爲末蒸餅糊丸麻子大每服一錢空心白湯下

大蕪荑湯（一名栀子茯苓湯）治小兒脾疳少食發熱作渴大便不調髮黄脱落面黑便清鼻下生瘡能乳食土等症

山梔三分　黄栢　甘草（炙各二分）　蕪荑五分

黄連　防風（各二分）　麻黄　羌活

柴胡（各三分）　白术　茯苓　當歸（各四分）

右每服二三錢水煎

濟生歸脾湯　治脾血虧損健忘驚悸等症

人參　黄芪　茯神（各一錢）　甘草（炙五分）

白术（炒一錢）　木香五分　遠志　酸棗仁（炒）

龍眼肉　當歸（各一錢）

右水煎服

愚按前方若乳母憂思傷脾血虛發熱食少體倦或脾不能攝血以致妄行吐下或健忘怔忡驚悸少寐或心脾作痛自汗盜汗或肢體腫痛大便不調或經後不准晡熱內熱或唇瘡流注等症致為患者用之令子母俱服

八味地黃丸即錢氏地黃丸加肉桂附子各一兩

愚按前方治稟賦命門火衰不能生土以致脾土虛寒或飲食少思或食而不化臍腹疼痛夜多漩溺等若病久元氣耗損所致尤宜用之或乳母命門火衰兒飲其乳以致前症者母宜服之

加減八味丸即六味地黃丸加肉桂一兩五味子四兩治稟父腎陰不足或吐瀉久病津液虧損口乾作渴或口舌生瘡兩

足發熱或痰氣上湧，手足厥冷等症

八珍湯即前四君子四物二湯相合

愚按前方治氣血俱虛或因尅伐之劑脾胃虧損肌肉消瘦發熱寒熱飲食少思等症

十全大補湯即八珍湯加黃芪肉桂

愚按前方氣血虛弱或禀賦不足寒熱自汗食少體瘦發熱作渴頭痛眩暈

逍遥散加牡丹山梔名加味逍遥散

當歸　甘草炙　芍藥酒炒　茯苓

白术炒　柴胡各一錢　牡丹皮　山梔炒各七分

右水煎服

愚按前方若乳母肝脾血虛內熱或遍身搔痒寒熱或肢體

作痛頭目昏重或怔忡頰赤口燥咽乾或發汗盜汗食少不寐或口舌生瘡耳内作痛或胸乳腹脹小便不利致兒爲患者尤宜用之

九味龍胆瀉肝湯　治肝經濕熱或囊癰下疳便毒小便澀滞或陰囊作痛小便短少（思製）

龍胆草　車前子　木通　當歸尾

澤瀉（各五分）　甘草　黄芩　生地黄

山梔（各三分）

右水煎子母同服

柴胡梔子散　治肝經虚熱發搐或發熱咬牙或驚悸寒熱或木乘土而嘔吐痰涎腹脹少食睡卧不安（思製）

軟柴胡　甘草（各五分）　川芎（八分）　當歸

白术炒　茯苓　鈎藤鈎各一錢

右水煎子母同服

梔子清肝散一名柴胡梔子散　治三焦及足少陽經風熱耳內作痒生瘡或水出疼痛或胸乳間作痛或寒熱往來

柴胡　梔子　牡丹皮各一錢　茯苓

川芎　芍藥　當歸　牛蒡子炒各七分

甘草

右水煎子母服若太陽頭痛加羌活

柴胡清肝散　治鬢疽及肝膽三焦風熱怒火之症或項胸作痛瘡毒發熱愚按

柴胡一錢半　黃芩炒　人參　川芎各一錢半

山梔炒一錢半　連翹　甘草五分　桔梗八分

右水煎子母同服

小柴胡湯名加山梔牡丹皮名加味小柴胡 治傷寒溫熱身熱惡風頭痛項強四肢煩疼往來寒熱嘔噦痰實中暑瘧疾並服之 閒注

柴胡二錢 黃芩炒一錢半 人參 半夏各七分

甘草炙五分

右姜水煎子母同服

愚按前方若肝膽經風熱肝火瘰癧寒熱往來日晡發熱潮熱身熱不欲飲食或怒火口苦耳聾咳嗽或脇痛胸滿小便不利或泄瀉吐酸苦水或肢體搐動唇目抽劄並宜用之

砭法 治丹毒疔瘡紅絲走散或時毒瘀血壅盛或色赤走徹用細磁器擊碎取有鋒芒者以筯劈開頭夾之麻線纏定兩指輕撮筯梢令磁芒正對患處懸寸許再用筯頻擊

神功散　治痘毒腫焮作痛未成者敷之即散已潰者敷之腫痛即消

黃栢炒　草烏炒　血竭加

右為末等分津調敷患處

製附子法

附子重一兩三四錢有蓮花瓣頭圓底平者先備童便五六碗將附子先放在竈上烟櫃中間良久乘熱投入童便侵五七日候潤透揭皮切四塊仍浸二三日用粗紙數層包之浸濕埋灰火半日取出切片檢視有白星者仍用瓦上炙熟至無白星為度如急用即切大片用童便煮二三沸熱瓦熟之用

丹溪先生解痘毒藥

絲瓜　升麻　芍藥酒炒　生甘草

山查　黑豆　赤小豆　犀角鎊各等分

右爲末散每服三錢水一大盞煎至六分去滓不拘時徐徐溫服量大小加減

稀痘方

用老鼠去皮取肉水煮熟量兒大小與食數次出痘甚稀未食葷時與食尤効屢試屢驗

保嬰金鏡錄

薛氏醫按

吳郡薛　已註

江郡魏一元校

凡小兒半週兩歲爲嬰兒三四歲爲孩兒五六歲爲小兒七八歲爲齠齔九歲爲童子十歲爲稚子矣

面部見色主症

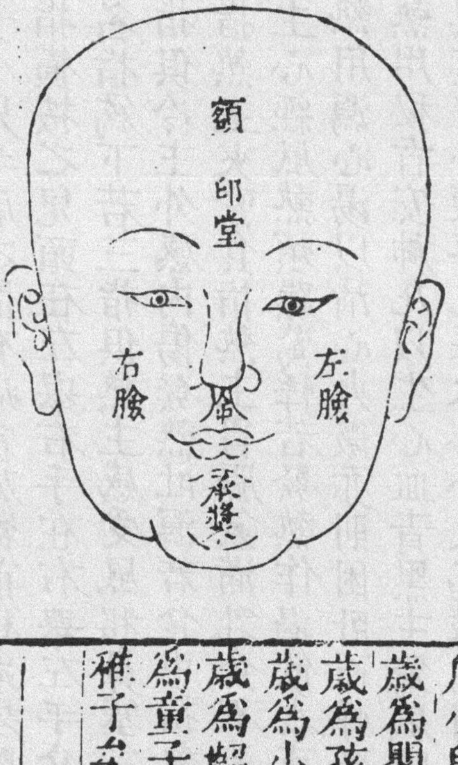

全幼心鑑云小兒半歲之間有病當於額前眉端髮際之間以名中食三指橫按之兒頭在左舉右手在右舉左手食指爲上中指爲中名指爲下若三指俱熱主感受風邪鼻塞氣粗發熱咳　若三指俱冷主外感內傷發熱吐瀉若食中指熱主上熱下冷名中指熱主夾驚食指熱主胃膈氣滿乳食不消○竊謂額間赤色主心經風熱煩躁驚悸若發熱作渴飲水或發叫哭屬本經實熱用瀉心湯以清心火微赤則困臥而悸發熱作渴飲湯屬虛熱用秘旨安神丸以生心血青黑主驚風腹痛或瘈瘲啼叫青黑甚主心腹疼此寒水勝心火爲賊邪用益黃散以補脾胃微黃皮躁主驚癖此心經[illegible]血用秘旨安神丸以養心血骨蒸作渴盜汗頭髮乾黃此爲[illegible]用地黃丸以滋補肝腎

○左臉青或兼赤乃肝經風熱項強頓悶發搐目劄瘈瘲用柴

胡清肝散主之虛熱用地黃丸補之青黑主肝剋脾虛寒微熱潮
腹痛用六君姜桂溫之微赤主潮熱血虛心躁用秘旨安神丸
佐以地黃丸○右臉赤主肺大腸實熱氣粗欬嗽發熱飲水用
瀉白散若嘎氣出氣唇白氣短屬虛熱用五味異功散脾熱所
傳用清胃散心火所刑用人參平肺散淡赤主潮熱心躁或大
便堅秘用宣明柴胡飲子以疎導其熱如潮熱未止更用鉤藤
飲以清肝補脾色青白主欬嗽惡心先用惺惺散解其表邪徤
其脾土繼以六君子湯調補中氣色青黑主驚風腹痛盤腸內
弔此肝木侮脾土用六君子湯加釣藤鉤以調補元氣不宜治
肝○鼻色赤主脾胃實熱身熱飲水飲食如常用瀉黃散清熱
理脾微赤主脾經虛熱飲食難化而不思食用五味異功散以
補中徤脾色身黃主小便不通鼻中乾燥氣粗衄血乃脾熱傳

於肺腎先用濟生犀角地黃湯清熱養血後用地黃丸以滋益
腎水色淡白乃脾氣虛弱主泄瀉飲食不化用六君子以調補
中氣青色主脾土虛寒肝木所勝用五味異功散加木香炮姜
温中平肝○頦間色赤主腎與膀光陰虛有熱而小便不通用
四物湯加山梔以養血清熱赤甚主膀胱氣滯而熱結用五淋
散以分利其邪若鼻準微黃兼右腮微赤乃脾肺燥熱不能化
生腎水用黃芩清肺飲膀胱陰虛陽無所生用滋腎丸若頦間
微赤乃膀胱陽虛陰無所化用六味地黃丸若兼小腹脹滿或
陰囊腫脹屬陰虛濕熱壅滯用六味丸加車前子牛膝兼脾肺
氣虛不能通調水道者亦用前藥其小便赤色久而尿血亦屬
肝腎氣虛有熱用六味地黃丸主之不應則用補中益氣湯益
脾肺生腎肝若小便後出白津或莖作痛者屬肝經濕熱先用

龍胆瀉肝湯後用六味地黃丸○印堂色青黑主腹痛夜啼此脾經虚寒脾属至陰故夜間腹痛而啼用釣藤飲色淡白主泄瀉飲食不化屬脾氣虚弱用五味異功散加木香主之○目內色青主肝經風熱發驚若直視叫哭属肝經實熱用抑肝散兼咬牙頓悶屬虚熱用六味地黃丸色赤主心肝二經發熱搐搦煩躁若小便赤屬小腸實熱用導赤散若驚悸倦怠属肝經血虚用六味地黃丸色黃主脾積少食夜間發熱用四味肥兒丸飲食停滯吐瀉並作用胃苓散去桂加茵陳山梔目鮮發搐眼眨屬風熱相搏先用柴胡梔子散後用六味地黃丸眼胞微腫主久咳惡心或脾疳食積用五味異功散補脾肺兼肥兒丸以消積滞或目視不明或雀目搐拭眉眼此欲生風也急用抑肝散以解之睛尾紅絲乃肝木勝脾土先用四君子加柴胡山梔

後生地黄丸○人中色黄主傷食青主乳食不化噯噫酸腐先
脾虛停滯用平胃散以消積和中色青赤主驚肝氣傷脾用五
味異功散加柴胡以平肝補中○唇色白主吐涎嘔逆或吐血
便血乃脾氣虛弱不能攝涎統血歸源急用六君子湯調補中
氣則諸病自愈切忌凉藥若色赤乾燥而皴者主脾經有熱發
熱作渴口中氣熱大便不通煩躁不寐先以清胃散治其熱更
以六君子湯加黄連山梔兼補其脾色黄主脾經食積泄瀉飲
食不化以六君子湯温補中氣色赤兼白主衄血乃脾肺虛熱
不能攝血用聖濟犀角地黄湯以凉熱補血兼用六君子以補
脾氣久不愈用麥門冬散或人參安肺湯○口畔色黄主脾經
積熱用清胃散以理脾清熱若[illegible]搐動主驚熱不安用五味
異功散加山梔鈎藤鈎以補脾平肝若口流涎唇色紫乃胃氣

虛寒也用益黃散若腹中痛口吐涎水者乃蟲痛也先用蕪荑散後用調中丸不吐涎者乃積痛也但用五味異功散調補胃氣手足逆冷用理中湯加烏梅溫補中氣則蟲不動而痛自止矣亦有積痛者或吐後痛止或去後痛止者宜用消積丸消導積滯佐以異功散調補胃氣。耳前微赤此少陽經風熱也用柴胡梔子散生肝血清肝火微黃主睡中驚悸咬牙因肝脾虛熱宜用四君子加芎歸以安神。耳輪乾燥主骨蒸熱爲腎經虛熱也用六味地黃丸補之若小便後出白津或陰莖痒痛者屬肝經濕熱也先用龍胆瀉肝湯後用六味地黃丸若稟氣不足或早近女色致小便澀滯或作痛如淋者急用六味地黃丸補中益氣湯滋其化源或大小便道牽痛者尤爲虛也亦用前藥加牛膝車前子肉桂救之如手足逆冷或畏寒飲食陽氣虚寒也急加附子多有生者大抵小兒之症多因禀賦臟氣不平或乳食寒暑失宜或姙娠飲食起居六淫七情所致若初病元氣無虧乳食如常發熱壯熱二便秘結作渴飲水卧不露睛者悉屬形病俱實當治邪氣若病久元氣已虧食少發熱口乾飲湯嘔吐泄瀉肢體畏寒卧而露睛者悉屬形病俱虚當補正氣况今之小兒元氣與昔不同用藥失宜脾胃先傷豈可泥古方而施治哉余故考諸名家宗諸東垣於凡諸症各補以方藥治者能即色以驗其病察病以固其本斯無失矣是以古之治病望色爲先也且驚則氣散脉亂□可專診故必兼察色必鑑云若面色未盡當參之以指脉指脉未盡當參之以面色色脉兼盡無餘蘊矣

治驗

一小兒痰瘀啼叫額間青黑此驚風肝木乘脾腹中作痛也先用六君子湯加木香柴胡釣藤鈎啼叫漸緩更加當歸又二劑而安

一小兒嘔吐不食手足搐搦痰涎上湧手足指冷額黑唇青此腎水勝心火也用五味異功散加木香炮姜頓安乃去炮姜再劑而愈

一小兒煩躁驚悸熱渴飲冷額間色赤此心經實熱所致先用瀉心湯一服稍緩又用柴胡梔子散而瘥

一小兒四肢消瘦肚腹漸大寒熱嗜臥作渴引飲余曰症屬肝脾名爲丁奚哺露也以白术散爲主佐以徐氏十全丹月餘諸症漸愈乃以異功散加當歸及六味丸又月餘尋愈

一小兒患前症諸症悉具熱如火炙病狀不能盡述朝用異功

散夕用四味肥兒丸月餘諸病稍愈佐以地黃丸自能行立遂
朝以地黃丸夕以異功散及蝦蟆丸數服而全愈
一小兒四肢消瘦肚腹脹大行步不能狀如蜘蛛頗能飲食作
渴發熱去後臭穢此脾藏傷也以十全丹數服諸症漸愈又用
異功散肥兒丸調理肢體如常
一小兒發熱拘急或四肢瘈瘲左顋色赤此心肝二經風熱搐
搦先用柴胡清肝散以清心肝之熱次用六味地黃丸以生肝
腎之血頓安
一小兒發搐啼叫手足指冷左顋青黑此肝脾虛弱腎水反侮
脾土用六君子湯加羌桂一劑[illegible][illegible]又以四君子加芎歸及補
肝散而愈
一小兒潮熱煩躁左顋青赤此心肝血虛用秘旨安神丸及四

物湯加防風酸棗仁治之尋愈又用六味地黄丸調補肝腎而
一小兒潮熱發搐痰涎上湧手足指冷左顋至申酉時青中隱
白手足時搐此肝經虚弱肺金所勝而潮搐脾土虚弱而手足
冷也用補中益氣湯以調補脾肺用六味地黄丸以滋補肝腎
而愈蓋病氣有餘當認爲元氣不足若用瀉金伐肝清熱化痰
則誤矣
一小兒發熱咳嗽左顋色赤此脾金有熱用瀉白散而愈復感
胃風邪前症更作又加聲重流涕用參蘇飲加杏仁桑皮而愈
但右顋仍赤兼額微赤此兼心火乘肺金也用人參平肺散一
劑遂痊
一小兒五歲作渴右腮鼻準微赤或飲冷水或服凉藥即時嘔
吐余曰右腮微赤肺經虚熱也鼻準微赤胃經虚熱也此胃虚

不能生肺耳先用四君子加升麻一劑服之而不吐又用白术
散二劑而不渴再用四君子四劑而安
一小兒潮熱煩渴大便乾實氣促咳嗽右腮色赤此肺與大腸
有熱用柴胡飲子一服諸症頓退後因微驚又發搐咬牙頓悶
此肝脾氣虛也用四君子加芎歸釣藤鈎而愈
一小兒咳嗽惡心鼻塞流涕右腮色青白此脾肺氣虛而外邪
所乘先用惺惺散咳嗽頓愈但飲食不思手足指冷此外症雖
去而元氣尚虛也用六君子少加升麻一劑而痊
一小兒腰曲啼叫右腮色青黑此脾腹內痛即盤腸內弔也因
脾土虛寒肝木來乘故耳用六君子加木香釣藤鈎頓痊
一小兒發熱飲食少思大便不實常服蘆薈等丸視其鼻赤此
寒涼之劑復傷脾土而虛熱也用五味異功散數劑而元氣復

一小兒小便不利鼻乾衄血鼻間色赤屬脾肺有熱用濟生犀角地黄湯前症已愈後頦間常赤作渴有痰此稟賦腎氣不足用地黄丸而諸症皆痊

一小兒發熱作渴用瀉黄散大便重墜口角流涎仍欲瀉火余曰鼻準青白多而黄色少屬脾胃虛寒肝木所侮盖口角流涎胃氣不能統攝也大便重墜脾氣不能上升也不信另用涼劑果眉唇微動四肢微搐余曰此虛極而變慢脾風也用六君子加當歸木香炮姜鈎藤鈎二劑益甚意欲更劑余曰此藥力未及也設前藥不對其症禍在反掌矣仍以前藥加炮附子一片服之即安乃去附子又二劑調理而愈

一小兒小便不利服五苓散之類不應頦間及左顋色赤乃肝腎虛熱用四物湯加山梔而愈後因感冒悞用發汗小便仍前

不利余用補中益氣湯加麥門五味調補脾肺而愈

一小兒小便不利及莖中澀痛或尿血石此稟父腎熱爲患先則五淋散以疎導又用滋腎丸地黄丸補其肝腎漸愈出痘後小便短赤頻聞右顋或赤或白屬肺腎氣虛而熱也用補中益氣湯六味地黄丸而痊

一小兒印堂青黑至夜啼搐余謂脾土虛寒用鈎藤飲而安後因驚發搐夜啼用鈎藤飲前症頓止又用異功散而愈

一小兒八歲腹腫脹臍凸出大便下血糞亦似痢小水短少而目皆黄兩腮兼赤此食積傷脾又兼肝木所侮脾土益脾病則肺氣虛而不能生腎水矣故有是症當先消導其積滯遂用越鞠丸末加三稜蓬术三錢以淡羌湯調和入酒二匙服之腹中鳴動二便頻利冊服二錢腹剂頓消却用大安丸末二錢腹臍

全消便血亦止旦日進薄粥杯許腹中頓痞惡心吐痰不出此脾虛不能腐化而成痰滯也用六君子末二錢以姜湯和服調補胃氣飲食漸進但日晡熱倦腹中覺脹此脾虛故陰分而作用補中益氣湯而痊後復傷食發熱腹脹小便下血保和丸四服而愈

一小兒目內色青發搐目直上視叫哭不已或用牛黃清心丸不愈反咬牙頓悶小便自遺此肝經血氣虛甚故耳余用補中益氣湯及六味地黃丸而痊

一小兒發搐目劄屬肝胆經風熱先用柴胡清肝散以清其肝後用六味地黃丸以補其腎而痊

一小兒眼胞微腫欬嗽惡心小便泔白余謂脾疳食積脾氣虛甚也以五味異功散爲主佐以四味肥兒丸而愈後不禁飲食

視物不明余曰此脾胃復傷須補養爲主不信乃服峻厲之劑後變風症竟爲不起

一小兒人中青黄噯腐酸氣用平胃散一服宿滯頓化余云不必多藥但節其飲食自愈不信復傷食而噯腐另用尅滯之藥更加吐瀉以致不救惜夫

一小兒傷食嘔吐服尅伐之藥嘔中見血用清熱涼血之藥又大便下血唇色白而或青問其故於余余曰此脾土虧損肝木所乘而然也令空心用補中益氣湯食遠用異功散以調補中氣使涎血各歸其源而愈

一小兒五歲食粽後咬牙欲吐頂間腹脹昏憒鼻青黄赤此脾土傷而心肝所動食積發厥也先令雞翎探吐出酸物頓惺節其飲食勿藥而愈

一小兒生旬日面目清黄此胎黄症娠姙胃熱也用瀉黄散少許調之
一小兒四歲發熱飲冷口內生瘡額鼻黄赤吐舌流涎余謂心脾有熱用導赤瀉黄二散而愈後復作余因他往服清熱化痰等藥前症益甚更弄舌余用異功散加鈎藤鈎而安又用六君子湯而愈蓋吐舌者爲脾經實熱而舌長出也弄舌者乃脾臟虚熱也令舌時舒而即收也治者審之
一小兒三歲言步未能牙髮稀少體瘦骨立面赤作渴服肥兒丸不應余謂此腎虚疳症乃稟父精氣不足故也蓋肥兒丸脾胃經之藥也久服則腎益虚而疳益甚不信果牙髮漸落余用六味地黄丸加鹿茸五味子半載元氣健而諸症愈

虎口三關脉紋主症

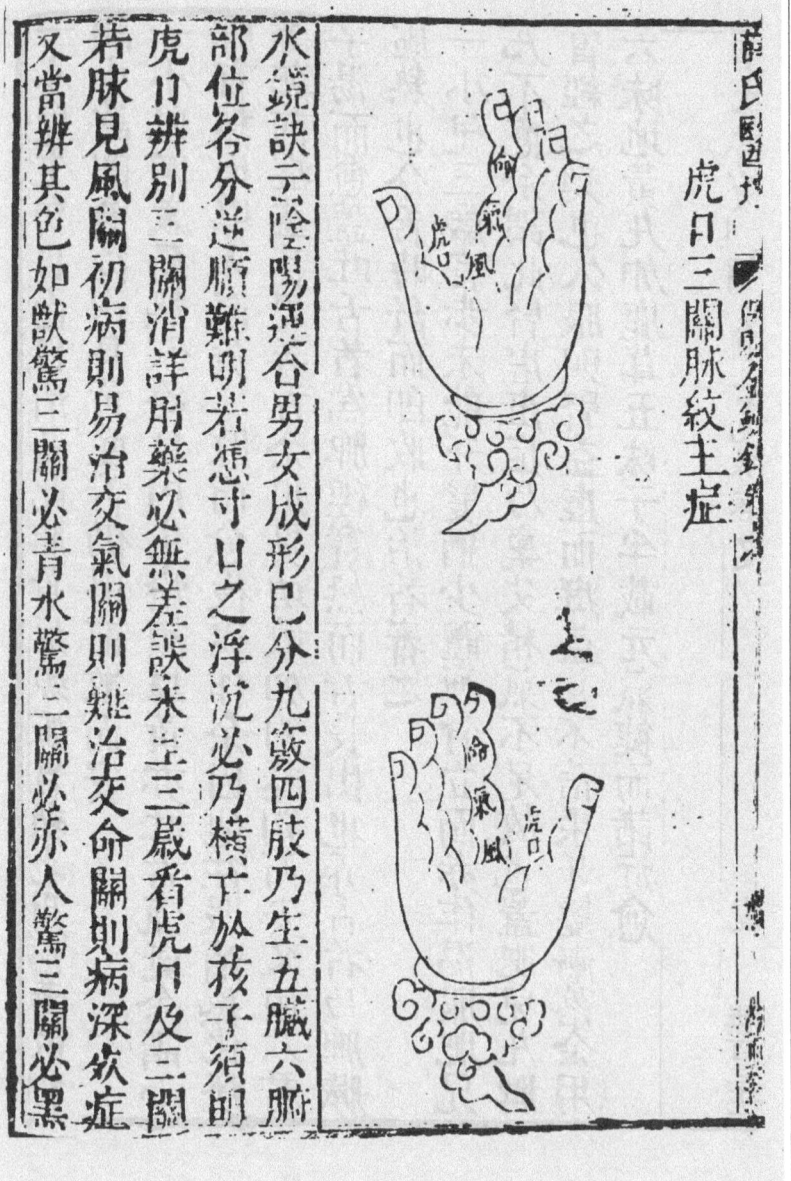

水鏡訣云陰陽運合男女成形已分九竅四肢乃生五臟六腑部位各分逆順難明若憑寸口之浮沉必乃横夭於孩子須明虎口辨别三關消詳用藥必無差誤未至三歲看虎口及三關若脉見風關初病則易治交氣關則難治交命關則病深欬症又當辨其色如獸驚三關必青水驚三關必赤人驚三關必黑

若紫色主瀉痢黄色是雷驚三關脉通度是極驚之症必死或青或紅有紋如線直者是母食傷脾左右一樣者是驚與積齊發紋有三條是肺生風痰或作齁鮯若青是傷寒主痰嗽色紅主瀉有黑相兼主下痢紅多者赤痢黑多者白痢有紫相兼虎口脉亂乃脚胃不和蓋脉紋見有五色由其病甚紋色更變至於純黑者不可得而治矣又當參脉形主之

十三指形主症

流珠形

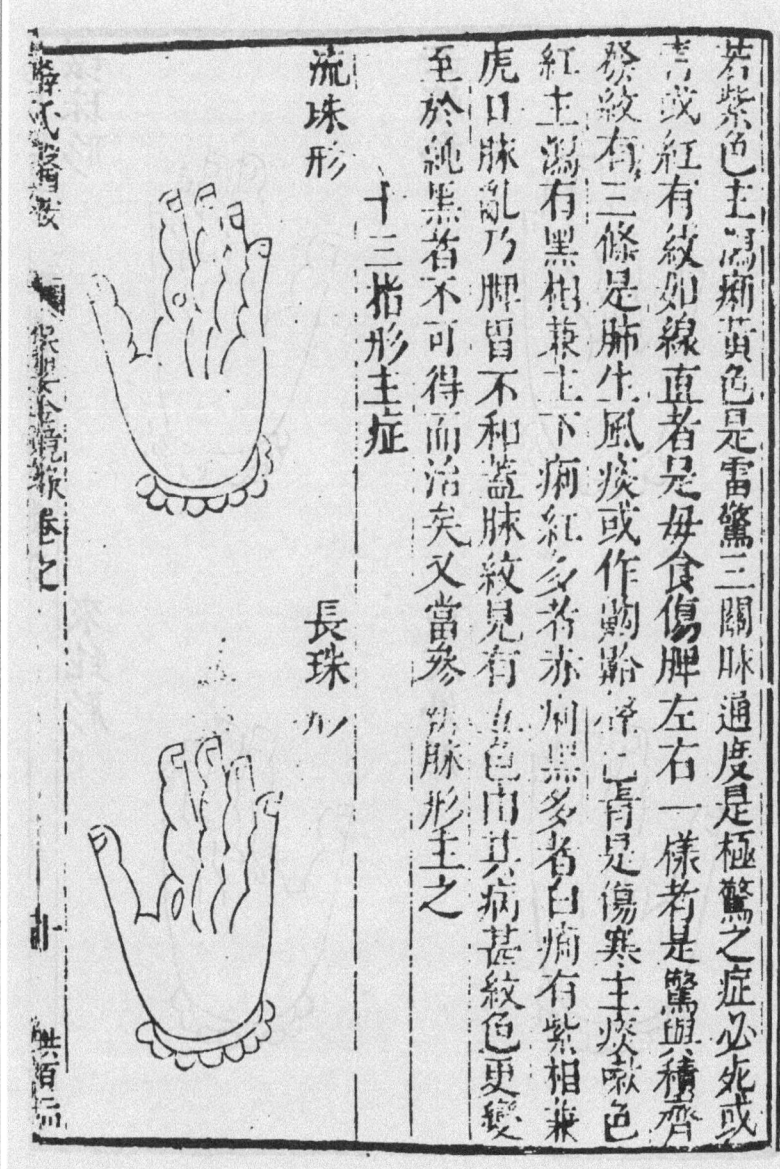

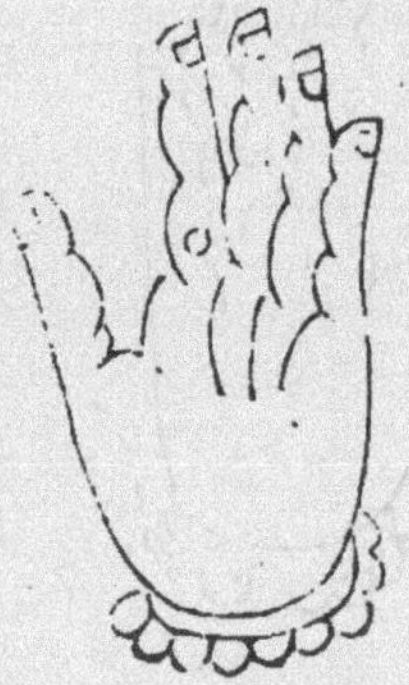

長珠形

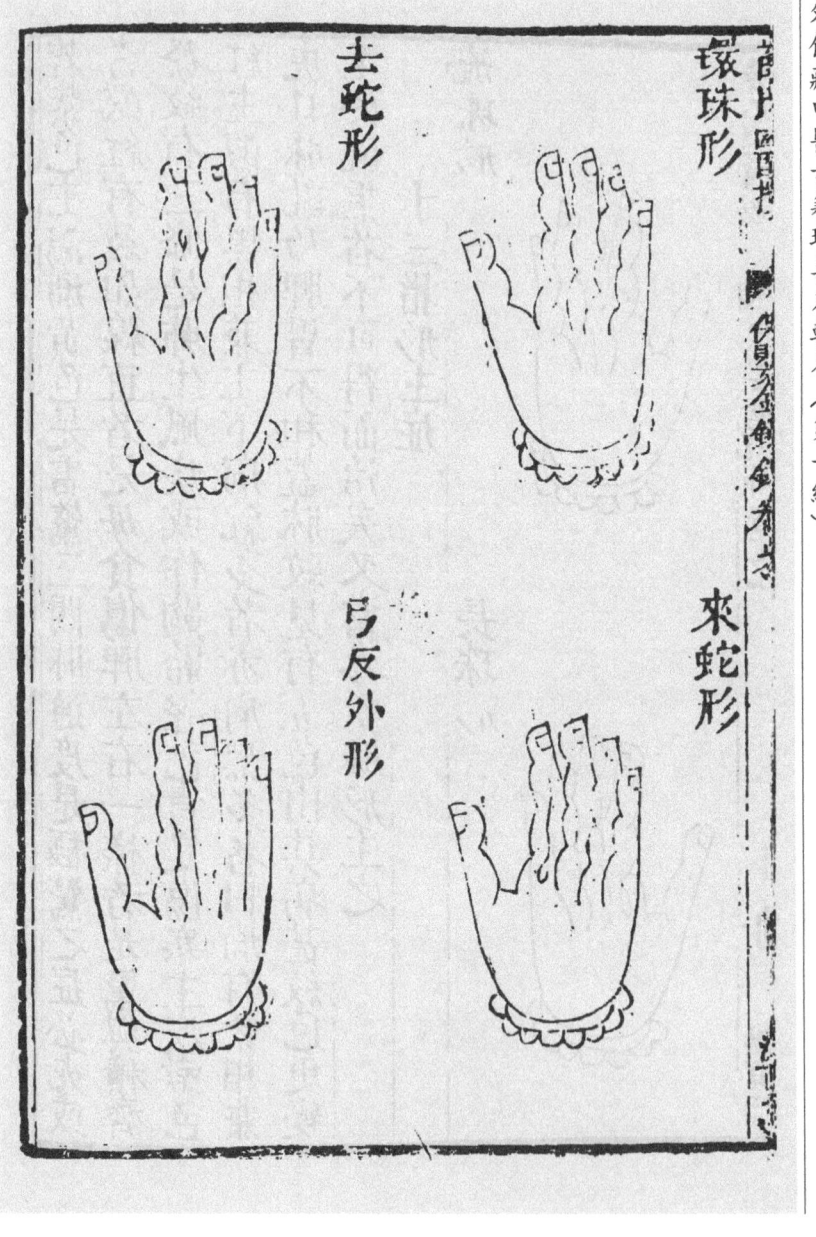

環珠形

去蛇形

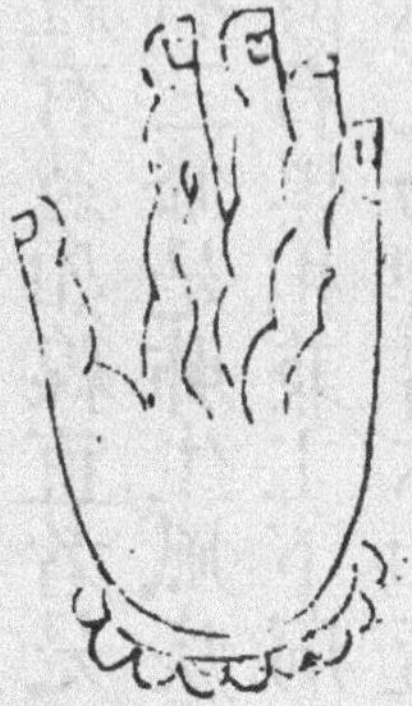

來蛇形

弓反外形

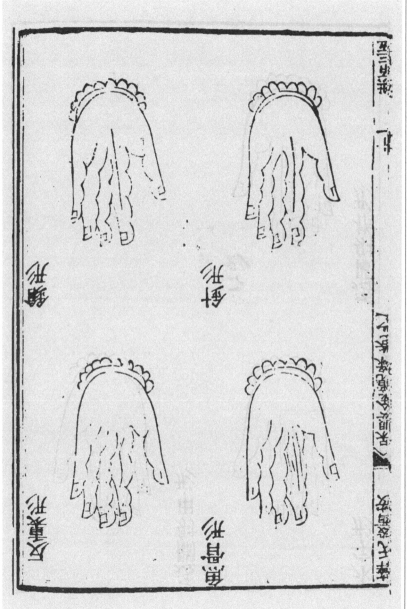

反裏形

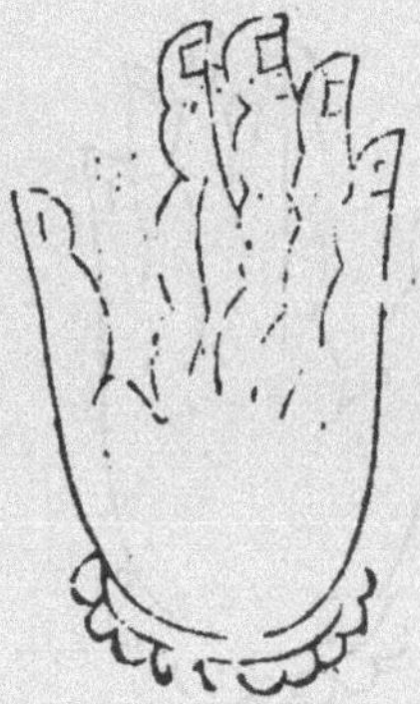

魚骨形

鎗形

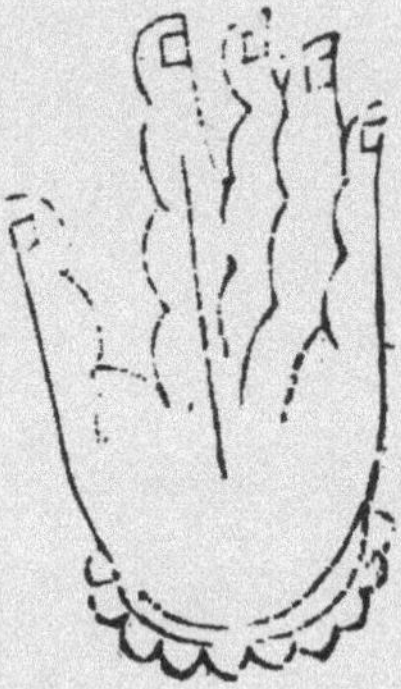

針形

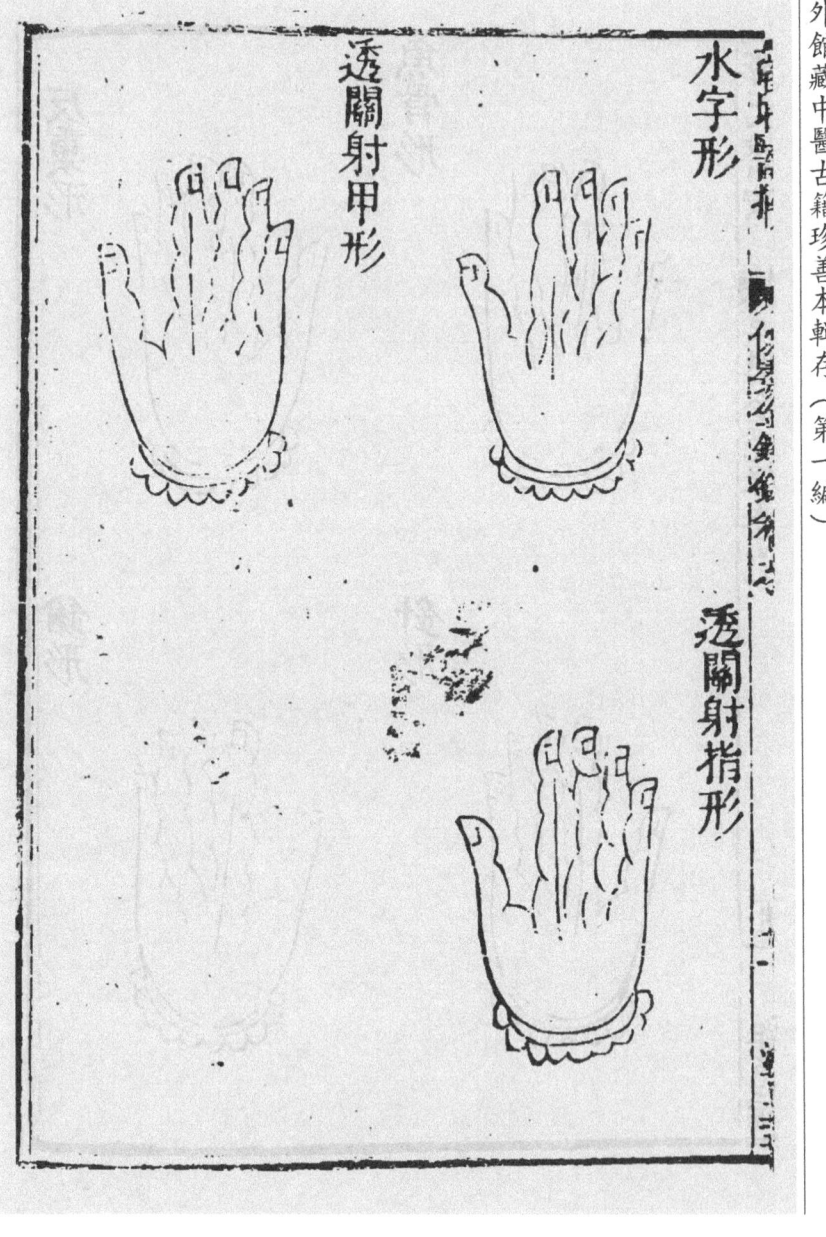

水字形

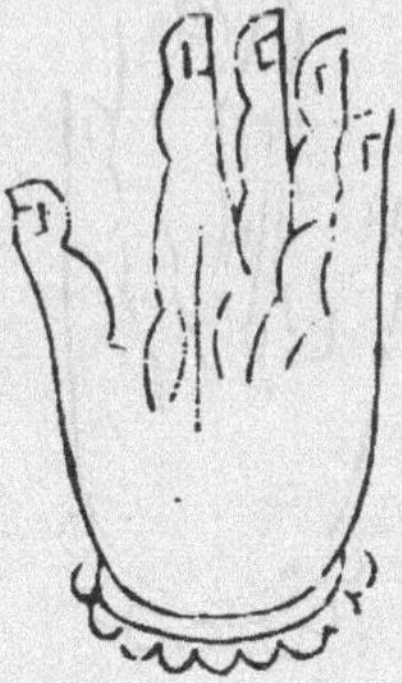

透關射甲形

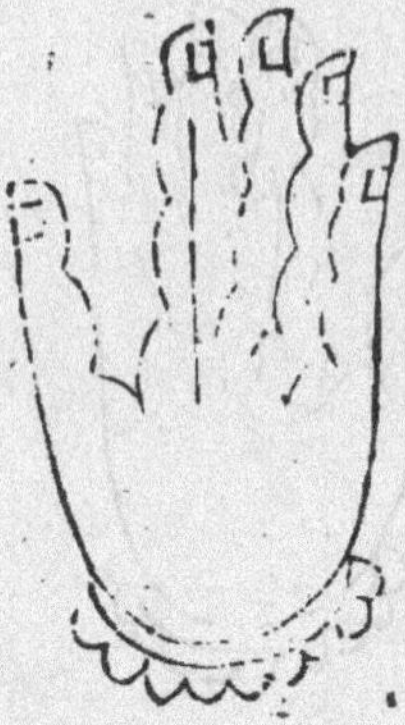

透關射指形

息謂古人云小兒爲芽兒如草之芽如水之漚然也蓋因臟腑脆嫩口不能言最難投劑是以首察面色而知其所屬次驗虎口以辨其所因矣然猶未足以盡病之證故余復詳十三指形實爲治法之簡便爾若流珠形若主飲食所傷內熱欲吐或腸鳴自利煩躁啼哭用胃苓膏消飲食分陰陽若食既消而仍吐瀉腸鳴用香砂助胃膏溫補脾胃○環珠形主脾虛停食胸膈脹滿煩渴發熱用五味異功散加山渣枳實健脾消食後用六君子湯調養中氣○長珠形主脾傷積滯肚腹作痛寒熱不食先用大安丸消其積滯次以五味異功散健其脾氣○來蛇形主脾胃濕熱中脘不利乾嘔不食此疳邪內作用四味肥兒丸治疳用四君子補脾○去蛇形主脾虛食積吐瀉煩渴氣短喘急不食困睡先用六君子湯加山查枳實健脾消積次以七味

白术散調補胃氣○亇反裹形主感冒寒邪哽氣出氣驚悸倦怠四肢稍冷小便赤色咳嗽吐涎先用惺惺散助胃氣祛外邪後以五味異功散加茯神當歸養心血助膽氣若外邪既解而驚悸肢冷乃脾氣尚虛宜七味白术散補之若悶亂氣粗喘促哽氣者難治肺虛甚也○弓反外形主痰熱心神恍惚夾驚夾食或食癇風癇脾肺氣虛而風熱痰盛也先以天麻防風丸祛外邪又以五味異功散調中氣○鎗形主風熱生痰發搐驚風先用抱龍丸如未應用牛黃清心丸若傳於脾肺或過用風痰之藥而見一切諸症者專調補脾胃其病自愈○魚骨形主驚痰發熱先用抱龍丸如未應屬肝火實熱少用抑青丸隨用六味地黃丸或發熱少食或痰盛發搐乃肝木剋脾土也用六君子加柴胡調補脾土而制肝木○水字形主驚風食積胸膈煩

躁煩悶少食或夜啼痰盛口噤搐搦此脾胃虚弱飲食積滯肝木剋脾土也初患用大安丸消導飲食次以六君子湯加鈎藤鈎補中清肝若已服消食化痰等劑反傷元氣者用四君子加升麻柴胡鈎藤鈎以升補脾胃平制肝木○針形主心肝熱極生風驚悸煩悶困倦不食痰盛搐搦先用抱龍丸祛風化痰次用六君子湯加鈎藤鈎平肝實脾○透關射指主驚風痰熱聚於胸膈乃脾肺虧損痰邪乘聚先用牛黄清心丸清脾肺化痰涎次用六君子湯加桔梗山藥補脾土益肺金○透關射甲主驚風肝木剋制之敗症急用六君子湯加木香鈎藤鈎官桂以溫脾土未應即加附子以回陽氣多得生者

流珠只一點紅色環珠差大長珠圓長已上非謂圈子總皆紅脉貫氣之如此來蛇即是長珠散一頭大一頭尖去蛇亦

如此分上下劍故曰來去角弓反張向裡爲順向外爲逆鎗形直上魚骨分開水字即三脉並行針形即過關一二粒米許射甲命脉向外透指命脉曲裡雖然余常治之亦有不專執其形脉而投劑者蓋但有是症即服是藥而已

流珠形症

一小兒發熱吐瀉腹脹不乳其紋如流珠此脾胃氣傷先用香砂助胃膏後用六君子湯全愈

長珠形症

一小兒寒熱作嘔飲食不入按其腹乃哭脉紋如長珠此飲食停滯也先用大安丸吐瀉宿滯遂安但存目抽動大便稀黄此病邪去而虚熱所迫也用六君子湯加鈎藤湯而愈

環珠形症

一小兒腹膨脹發熱頓悶脉紋如環珠以手按腹即哭此屬脾胃虛而飲食停滯也先用保和丸一服前症如失更加煩渴按其腹不哭矣此宿食去而脾胃復傷也用五味異功散加柴胡治之頓瘳

來蛇形症

一小兒不時乾嘔乳食不進肚腹膨脹其紋如來蛇此脾胃虛而成疳也用四味肥兒丸治疳佐以四君子加蕪荑健中而痊後傷飲食吐瀉完穀形氣甚困四肢微搐視其紋如去蛇余曰且不用藥次日吐止但搐而瀉青黃此脾土虛而肝木勝用六君子加鈎藤鈎而痊

去蛇形症

一小兒未及週歲氣短喘急乳食少進時或吐乳視其形如去

乾乃脾傷而食積先用六君子加山查枳實漸愈後乳食復湯吐瀉作渴候二日不止與胃苓膏以治吐瀉七味白术散生胃氣而愈

弓反外形症

一小兒睡卧驚悸發熱痰盛脉形如弓之向外此因驚木旺傷脾而食不消也先以天麻防風丸袪風定驚後用五味異功散壯脾止搐而痊

弓反裡形症

一小兒沉默昏倦肢冷驚悸其紋如弓之向裡此脾肺氣虛而外感寒邪也先用惺惺散以解外邪調胃氣諸症頓愈但手足逆冷又用六君子湯調補元氣而安

鎗形症

一小兒患咳嗽服牛黄清心丸加喘促腹脹余視其右腮赤脉紋形如鎗屬脾氣復傷用六君子湯頓安

魚骨形症

一小兒沉困發熱驚搐不乳視其脉紋如亂魚骨此風熱急驚之症也先用抱龍丸少許袪風化痰後用六君子湯加柴胡壯脾平肝而愈

針形症

一小兒咳嗽發熱右臉赤色作渴煩悶倦怠少食肚腹作脹脉紋如針此風邪傷肺而飲食傷脾也先用六君子湯加桔梗杏仁柴胡一劑諸症少愈後去杏仁柴胡再劑而安

水字形症

一小兒發熱夜啼乳食不進昏迷抽搐痰盛口噤脉紋如水字

此脾肺氣虛風木所乘痰食積於胸腹也先用大安丸後用六君子加釣藤鈎而痊

透關射指形症

一小兒發熱右臉赤咳嗽痰盛其脈紋透關射指余以爲風邪蘊結於肺而痰作用二陳湯加桑皮杏仁桔梗治之自用發散降火之劑風痰不退發熱益甚余曰此脾肺俱虛治失其宜遂用五味異功散加桔梗四劑漸愈又用六君子湯而痊

透關射甲形症

一小兒停食發熱服峻逐三稜厚朴等劑飲食日少胸腹膨脹其紋透至指甲用補中益氣湯加木香釣藤鈎溫補脾氣制肝木數劑漸效又用六君子湯加炮姜治之而安其泛用金石腦麝祛逐之劑變驚而殁者不能枚舉惜哉

愚謂凡小兒在月內外者調補之劑每服亦不過一二三匙若表散攻伐之藥則每服只可匙許而已過多則反傷元氣餘當量大小虛實加減若乳母之疾致兒爲患當治母爲主子少服之後倣此

錢氏瀉青丸　治肝經實熱急驚搐搦

羌活　大黄（煨）　川芎　山梔仁（炒）

龍胆草（酒炒）　當歸　防風（各等分）

右爲末煉蜜丸芡實大每服半丸煎竹葉湯入砂糖化下

愚按前方足厥陰經解散肌邪疏通內熱之藥也若大便秘結煩渴飲冷飲食如常者屬形病俱實宜用此以瀉之若大便調和煩渴飲冷屬病氣實而形氣虛宜用抑肝散平之若大便不實作渴飲湯飲食少思肢體倦怠者屬形病俱虛宜

用地黃丸補之大抵前症若肝經血虛風熱先用四物湯加鈎藤鈎以生肝血繼用四君子湯以補脾土若因肝經血燥痰盛用地黃丸滋腎水生肝大四君子加芍藥實脾土生肺金若因肺金剋肝木用六君子湯加芍藥實脾土以平肺金若屢行攻伐而脾土虛寒者急服六君子湯加丁香木香補脾胃以培陽氣若因乳母恚怒肝火致兒爲患者母服加味逍遙散子亦吮數

錢氏地黃丸　治肝疳白膜遮睛瀉血失音身瘦瘡疥又治腎怯不言解顱行遲等症一名六味地黃丸

熟地黃八錢酒洗　山茱萸肉　乾山藥各四錢　澤瀉
牡丹皮　白茯苓各三錢

右爲末用地黃膏量加米糊丸桐子大每服二三十丸空心

白湯化下其地黃用生者自製杵膏

愚按前丸治肝經血虛燥熱或腎經虛熱作渴小便淋秘痰氣上壅或風客淫氣患瘰癧結核或四肢發搐眼目瞤動或咳嗽吐血頭目眩暈或咽喉燥痛口舌瘡裂或自汗盜汗便血諸血或稟賦不足肢體瘦弱解顱失音或畏明下竄五遲五軟腎疳肝疳或早近女色精血虧耗五臟齊損凡屬腎肝諸虛不足之症皆宜用此以滋化源其功不能盡述

瀉白散　治咳嗽痰喘面腫身熱

桑根白皮炒黃　地骨皮各一兩　甘草炒五錢

右為末每服一二錢入粳米百粒水煎

愚按活人方云喘者肺氣盛而有餘然氣盛當認作氣衰有餘當認作不足蓋肺氣盛者肺中之火盛也有餘者肺中之

邪有餘也其脉右寸必浮而有力右頰色赤前藥所以瀉之

世之多不用人參蓋泥於肺熱還傷肺之説以致誤人多矣

前症若乳母感冒風寒肺經蘊熱致兒爲患用十味參蘇飲

若乳母膏粱醇酒積熱致兒爲患用加味清胃散

錢氏瀉黄散 一名瀉脾散 治脾熱吐舌

藿香七錢　山梔仁炒一兩　石膏　甘草炒各五錢

防風二兩

右銼酒微炒爲末每服一二錢水煎

愚按前方治脾胃實熱之法也若作渴飲水肢體壯熱元氣無虧者宜用之若作渴飲熱者乃當溫元氣虚弱者宜五味異功散

錢氏瀉心湯 治心經實熱

黃連

右爲末每服一錢臨卧溫湯調下

愚按前症若仰面而卧叫哭發熱飲水或發搐搦屬心經實熱宜用前方若合面而睡驚悸上竄咬牙屬心經虛熱宜用導赤散若因乳母膏粱醇酒致兒發熱者用加味清胃散令母服子亦飲數滴

錢氏益黃散（一名補脾散） 治脾胃虛冷吐瀉

陳皮（一兩） 青皮 訶子肉（各五分） 甘草（炙五分）

丁香（二錢）

右爲末每服二錢水煎

愚按前症若脾土虛寒或寒水侮土而嘔吐泄瀉手足並冷或痰涎上壅睡而露睛不思乳食宜用此方若因脾土虛弱

吐瀉者用六君子湯加柴胡如不應或手足俱冷屬虛寒也
更加木香炮姜若因乳母脾虛肝侮亦治以前藥若乳母鬱
怒致兒患前症母服加味歸脾湯

東垣人參安胃散　治脾虛傷熱乳食嘔吐瀉痢

人參一錢　黄芪二錢　生甘草　炙甘草各五錢
白芍藥七分　白茯苓四分　陳皮三分　黄連二分炒

右爲末每服二錢水煎

愚按東垣先生云益黄散內有丁香青皮辛熱蓋爲寒水侮
土而設也若因熱藥巴豆之類損其脾胃或因暑熱傷乳食
而成吐瀉口鼻氣熱而致慢驚者宜服前方

錢氏異功散　治吐瀉不食凡虛冷症先與數服以正胃氣

人參　茯苓　白术　甘草炒

陳皮各等分

右爲末每服二三錢姜棗水煎

愚按前方治脾胃虛弱吐瀉不食或驚搐痰盛或睡而露睛手足指冷或脾肺虛弱咳嗽吐痰或虛熱上攻口舌生瘡弄舌流涎若母有症致兒患此者母亦當服之

十全丹　治丁奚哺露

青皮　陳皮　莪朮煨　川芎

五靈脂　白荳蔻　檳榔　蘆薈各五錢

木香　史君子　蝦蟆炙各一錢

右爲末豬胆汁浸糕糊丸麻子大每服二十丸米飲下

愚按湯氏云前症因乳哺不調傷損脾胃不思飲食氣血日損四肢日瘦肚腹漸大見名丁奚呼吸少氣汲汲苦熱謂之

哺露屬形病俱虛治以前藥宜佐以異功散壯脾胃以行藥勢庶可得効也

平胃散　治乳食過傷腹鳴嘔吐或米穀不化

厚朴姜汁製　陳皮各三兩　甘草炙二兩　蒼朮五兩米泔浸

右爲末每服二錢姜湯調

愚按前方若乳食停滯噯腐吞酸嘔噦惡心者宜服是方若飲食既消脾胃虛弱嘔吐惡心者宜用四君子湯

四君子湯　治脾氣虛損吐瀉少食

人參　白朮　茯苓　甘草各等分

右每服二錢姜棗水煎

愚按前方若脾胃虛弱或因尅伐之劑致飲食少思或食而難化或欲作嘔或大便不實者尤宜用之若兼痰嗽氣逆肢

體倦怠面目浮腫宜六君子湯

六君子湯即四君子加陳皮半夏治脾胃氣虛吐瀉不食肌肉消瘦或肺虛痰嗽喘促惡寒或肝虛驚搐眩暈自汗諸症並宜服此以滋化源

二陳湯　治脾虛中脘停痰嘔吐惡心

半夏泡　陳皮五錢五　茯苓二錢　甘草炙一錢

右每服二錢姜水煎

愚按前方若脾虛痰飲嘔吐惡心用之良驗若因飲食傷胃所致宜用六君子湯調補中氣

胃苓湯為末蜜丸名胃苓膏　治腸胃受濕嘔吐泄瀉

白朮　茯苓　澤瀉　厚朴

猪苓　陳皮　甘草各等分　桂少許

右爲末每服二錢薑水燈心陳皮煎短少

愚按前方若停食吐瀉小便短少湯調作痛宜用此以分利

之更用六君子湯以調補脾胃

鈎藤飲子　治一切驚風潮搐目視昏迷

鈎藤鈎二錢　蟬殼各去翅足　獨活　防風

天竺黄　羌活　川芎各三錢　升麻

麻黄　草龍胆　甘草炙各二錢

右爲末每服二錢水煎

愚按前方若外感風邪形病俱實者宜用之若形氣虛而病

氣實者宜用惺惺散加鈎藤麻黄若外邪既去而形病俱虛

者宜用異功散

肥兒丸　治肝疳食積肢體消瘦二便不調

黄連　神麯　木香各一兩　檳榔二十個

肉荳蔻二兩　史君子酒浸去皮　麥芽炒各四兩

右爲末神麯糊丸麻子大每服一三十丸米飲下

愚按前方若食積五疳發熱口渴大便不調小便不清或頸項結核髮稀成穗寒熱作渴宜用之若脾胃稍虚者用五味異功散兼服虚甚者異功散爲主佐以前藥

濟生犀角地黄湯　治脾胃鬱熱衄血吐血

生地黄五分　犀角鎊　赤芍藥　牡丹皮各一錢

右水煎服如無犀角暫以升麻代之

愚按前方若肝脾虚熱吐血衄血便血或發熱作渴大便秘小便赤宜用之若熱既退而渴血未止或目𥉂益甚者陰血虚也四物湯加參术主之若熱既退而飲食少思肢體倦怠

者胃氣虛也四君子加當歸主之

徐氏惺惺散　治外感風寒鼻塞痰嗽身體發熱

桔梗　細辛　人參　白术

甘草炙　瓜蔞根　白茯苓各等分

右為末每服二錢入薄荷五葉水煎

愚按前方若感寒邪時氣風熱痰壅咳嗽或抽搐瘈痰癡氣喘便用之若外邪解而病益甚或更美他症但調補元氣

徐氏加減抱龍丸　治風痰咳嗽去天麻即錢氏抱龍丸

雄黃　辰砂各二錢　天竺黃四錢　麝香五分

天麻六錢　牛胆南星一錢

右為末煑甘草糊丸皂角子大三歲一丸薄荷湯下

愚按前方若風熱痰嗽或急驚發搐昏睡咬牙形病俱實宜

用此方若初冒風寒咳嗽痰盛氣喘者屬客邪內作也先用十味參蘇飲若邪既解而腹脹吐瀉或發搐咬牙睡而露睛屬脾肺氣虛也用五味異功散切忌祛痰表散若過服而致前症者尤宜溫補脾肺

十味參蘇飲　治感冒發熱頭疼傷風咳嗽傷寒痰飲凝滯

人參　紫蘇各八分　茯苓　陳皮

半夏　前胡　枳殼麩炒　葛根

桔梗炒各六分　木香五　甘草炒五分

右每服二三錢薑水煎

愚按前方雖有參苓補氣而表散之味或多若病久元氣虛弱者以六君子加桔梗乾葛補而散之若因感外邪而喘嗽腹脹或飲食少思大便不實大此脾肺之氣虛也必用六君

子之類庶無悞矣

秘旨安神丸 治發熱驚啼煩赤壯熱

麥門冬去心焙 牙硝 白茯苓 乾山藥

寒水石煅 甘草各一錢五 硃砂一兩 龍腦二分半

右爲末煉蜜丸芡實大每服半丸滚湯化下

愚按前方若口舌生瘡吐舌飲水發熱驚搐啼哭煩躁面赤

屬心經實熱宜用此瀉之若目劄搐搦面青寒熱屬肝經風

熱用六味地黄丸若惡寒飲湯屬脾氣虚弱用異功散若前

症兼手足並冷睡而露睛屬脾胃虚寒也用六君子加

木香炮姜補之

四物湯 治肝脾血虚發熱驚搐瘰癧丹毒

當歸 川芎各一錢 芍藥 熟地黄各五分

右水煎服

愚按前方若血虛發熱或因失血或因剋伐或因久病致脯熱内熱或煩燥不安皆宜服之經又云血生於脾若脾虛不能生血者宜用四君子加當歸酒炒白芍以補脾

白术散　治積痛和胃氣生津液

人參　白术　藿香葉　木香

甘草　白茯苓各一兩　乾葛二兩

右每服二錢水煎

愚按前方若脾胃氣虛作渴飲湯或因吐瀉津液虧損煩渴引飲或脾胃虛弱腹脹瀉渴弄舌流涎手足指冷宜服之以溫補脾氣化生津液

人參平胃散　治心火刑剋肺金咳嗽發熱口渴痰盛

人參　陳皮　地骨皮　茯苓

甘草各一錢半　五味子杵炒四分　知母炒七分　青皮

天門冬去心各四分　桑白皮炒一錢

右水煎服

愚按前方若心火剋肺傳爲肺痿咳嗽喘嘔痰涎壅盛胸膈

痞滿咽嗌不利宜用之若因肝木太過而致當補肺金若因

腎水不足當補脾肺若因心火旺而自病當利小便

黄芩清肺飲　治肺火燥熱口渴便秘

黄芩炒二錢　梔子三個杵碎炒

右水煎服

愚按前方治肺經陰虚火燥而小便不通若因脾經有熱當

清其脾若因心火剋肺當制其心

滋腎丸　治稟父腎虚火燥小便秘赤

黄栢酒炒　知母酒炒各一兩　肉桂二錢

右爲末水丸桐子大每服百丸空心白滚湯下

愚按前方若稟父腎虚發熱便赤或足熱腿軟熱在下焦血分最宜此藥如不應或脾肺燥熱所致並宜六味丸以滋其化源

清胃散　治胃火牙痛或連頭面

升麻五分　生地黄　牡丹皮　黄連炒　當歸各三分

右水煎服

愚按前方治脾胃實火作渴口舌生瘡或唇口腫痛齒齦潰爛焮連頭面或惡寒發熱或重舌馬牙吐舌流涎之類子母

並宜服若因胃氣虛弱或因寒凉剋伐胃氣虛熱而口舌生瘡或弄舌發熱飲食少思或嘔吐困睡大便不實流涎齦爛者用五味異功散

補中益氣湯　治中氣虛弱體疲食少或發熱煩渴等證

人參　黃芪各八分　白术　炙甘草

陳皮各五分　升麻　柴胡各二分　當歸一錢

右姜棗水煎空心午前服

愚按前方若因藥剋伐元氣虛損惡寒發熱肢體倦怠飲食少思或兼飲食勞倦頭痛身熱煩躁作渴脉洪大弦虛或微細軟弱右關寸獨甚亦宜用之大凡久病或過服剋伐之劑虧損元氣而諸症悉具者最宜前湯調補若母有前症致兒爲患者尤宜用之

天麻防風丸　治驚風身熱喘粗多睡驚悸手足搐掣

天麻　防風　人參各三兩　蝎尾去毒半兩

甘草　硃砂　雄黃各一錢半　牛黃一錢

麝香五分　殭蚕炒一錢半

右爲末煉蜜丸櫻桃大硃砂爲衣每服一丸薄荷湯下

愚按前方若因外邪所感風痰壅盛而患急驚者宜用此藥驅散之若因肝脾氣虛風痰壅盛而患似前症用異功散調補之若因脾氣虛肝木所乘而患慢驚者宜用異功散加姜桂溫補之不應急加附子

五淋散　治膀胱有熱水道不通或小腹腫脹者

赤茯苓　赤芍藥各五分　山梔炒　當歸各三分

甘草二分

右用燈心十莖水煎服

愚按前方果因積熱壅滯而小便不通者宜用是藥治之若過用寒涼損其陽氣而不能化生者用四君子以滋脾肺若稟賦足三陰虛損而患前症者宜用六味地黃丸加車前子補而通之未應更加牛膝最忌疏導

消積丸　治食積而患大便酸臭

砂仁十二箇　丁香九箇　烏梅三箇　巴豆二粒去油取霜

右爲末糊丸黍米大每服二三丸溫水下

愚按前方溫胃消導之重劑若食積既去而脾氣虧損發熱作渴肢體倦怠飲食少思者當參前五味異功七味白朮二方按法主治

溫脾散　治脾氣虛寒口角流涎

半夏麯　丁香　木香各一兩

乾姜炮　白术　陳皮各半兩

右爲末每服二錢米湯調

愚按前方温補脾胃之良劑若口渴飲熱肢體倦怠而流涎者宜用異功散加炮姜若肢體發熱作渴飲水而流涎者宜用瀉黄散

保和丸　治飲食停滯胸膈痞滿噯氣吞酸或吐瀉腹痛加白术即大安丸

神麯炒　山查　半夏　茯苓各一兩

陳皮　連翹　蘿蔔子炒各五錢

右爲末粥丸桐子大每服二三十丸白湯送下

愚按前方行氣剋滯之劑若元氣無虧暴停乳食而致斯症

者宜用此消導之若元氣虛弱而乳食所傷者必調補胃氣爲主而佐以消導若乳食已消而作嘔者乃胃氣被傷當用異功散補之不宜仍用前藥重損胃氣治者審之

助胃膏　治脾胃虛寒吐瀉等症

人參　白术炒　白茯苓　甘草炙
丁香各五錢　砂仁四十箇　木香三錢　白豆蔻十四箇
乾山藥一兩　肉豆蔻四箇煨

右爲末蜜丸芡實大每服十丸米飲化下

愚按前症若吐瀉酸臭是乳食內停也宜用保和丸以消導之若吐瀉乳食難化是脾胃虛弱也用異功散以調補之若吐瀉少食腹痛惡心脾胃俱虛也用六君子加木香以培補若睡而露睛手足並冷或寒戰咬牙脾胃虛寒也用六君子

加木香炮姜以温補如不應宜急加附子以回陽

牛黄丸　治風癇昏悶抽搐潮熱

牛黄膽製　全蝎　蟬蛻各二錢半　防風

白附子　天麻　殭蚕炒各錢半　麝香少許

右為末煮棗肉杵丸菉豆大煎荊芥生姜湯下

愚按前方兼治風痰咳嗽喘促發熱驚悸不寧實注風化痰散氣之藥審有是症而用之其功效如影響也若脾肺氣虛而痰涎壅盛肝脾血虛而驚癇抽搐必當以固本為主不可泛用恐虛其虛而益其患也治者慎之

柴胡飲子　治一切肌熱蒸熱積熱或汗後餘熱即宜用柴胡飲子

黄芩炒　甘草　大黄炒　芍藥炒

柴胡　人參　當歸各等分

右姜水煎服

愚按前方若腸胃壅滯大便秘結作渴飲水表裏實熱者用之若汗後發熱脅血虛氣無所附而浮於外切不可用治者審焉

歸脾湯　治脾血虧損健忘驚悸等症

人參　黃芪　茯神去木各一錢　甘草炒五分

白术炒一錢　木香五分　遠志去心　酸棗仁炒

龍眼肉　當歸各一錢

右水煎服

愚按前方若乳母憂思傷脾血虛發熱食少體倦或脾不能攝血以致妄行吐下或健忘怔忡驚悸少寐或心脾作痛自

汗盗汗或肢體腫痛大便不調或經候不准晡熱内熱或頸
脣流注等症致兒爲患者用之令子母俱服

八味地黄丸即六味地黄丸加肉桂附子各一兩

愚按前方治稟賦命門火衰不能生土以致脾土虚寒或飲
食少思或食而不化臍腹疼痛夜多漩溺等症經云益火之
源以消陰翳此之謂也或乳母命門火衰兒飲其乳致前症
若子母並宜服之

加減八味丸即六味地黄丸加肉桂一兩五味子四兩

愚按前方治稟父腎陰不足或吐瀉久病津液虧損口乾作
渴或口舌生瘡兩足發熱或痰氣上湧或手足厥冷等症

八珍湯即前四君四物二湯合方也

愚按前方治氣血俱虚陰火内熱或因剋伐之劑脾胃虧損

肌肉消瘦等症

十全大補湯即八寳湯加黄芪肉桂

愚按前方治氣血虚弱或稟賦不足寒熱自汗食減體瘦發熱作渴頭痛眩暈最宜用之

加味逍遥散去牡丹皮山梔名逍遥散治肝脾血虚等症

當歸　甘草炙　芍藥炒　茯苓

白术炒　柴胡各一錢　牡丹皮　山梔炒各七分

右水煎服

愚按前方若乳母肝脾血虚内熱或遍身搔痒寒熱或肢體作痛頭目昏重或怔忡頰赤口燥咽乾或發熱盜汗食少不寐或口舌生瘡耳内作痛或胸乳腹脹小便不利致見爲患尤宜用之

九味龍胆瀉肝湯　治肝經濕熱或囊癰下疳便毒小便澀滯或陰囊作痛小便短少愚製

龍胆草酒炒五分　車前子炒　木通　當歸尾　澤瀉各五分　甘草　黄芩炒　生地黄　山梔各三分

右水煎服即龍胆瀉肝湯

抑肝散　治肝經虚熱發搐或發熱咬牙或驚悸寒熱或木乘上而嘔吐痰涎腹膨少食睡卧不安愚製

軟柴胡　甘草各五分　川芎八分　當歸　白术炒　茯苓　釣藤鈎各一錢

右水煎子母同服

梔子清肝散一名柴胡梔子散　治三焦及足少陽經風熱耳内作痒生

瘡或出水疼痛或胸乳間作痛寒熱往來愚製

柴胡　梔子炒　牡丹皮各一錢　茯苓

川芎　芍藥　當歸　牛蒡子炒各七分

甘草三分

右水煎服若太陽頭痛加羌活

柴胡清肝散　治鬢疽及肝胆三焦風熱怒火之症或項胸作痛瘡毒發熱愚製

柴胡一錢半　黄芩炒　人參　川芎各一錢

山梔炒一錢半　連翹　甘草各五分　桔梗八分

右水煎服

小柴胡湯加山梔牡丹皮名加味小柴胡　治傷寒温熱身熱惡風頭痛項强四肢煩疼往來寒熱嘔穢痰實中暑瘧疾並服之闕註

柴胡二錢　黃芩炒一錢半　人參　半夏各七分

甘草炙五分

右姜水煎服

愚按前方若肝胆經風熱肝火瘰癧寒熱往來日晡發熱潮熱身熱不欲飲食或怒火口苦耳聾咳嗽或脇痛胠滿小便不利或瀉泄吐酸苦水或肢體搐動唇目抽劄並宜用之

砭法　治丹毒疔瘡紅絲走散或時毒瘀血壅盛或色赤走亂用細磁器擊碎取有鋒芒者以筋劈開頭夾之麻線纏定兩指輕撮筋梢令磁芒正對患處懸寸許再用筋頻擊之令毒血遇刺卽出凡毒血凝滞於外宜氣不能勝散者急用此法以去之否則爲害甚矣

蕪荑散　治蟲動腹痛

白蕪荑炒　乾漆炒煙盡　各等分

右爲末每服三五分發時米飲調下

愚按前症乃臟腑虛弱或胃冷胃熱而動往來攻心作痛叫哭你身揮手心神悶亂吐涎沫或清水肌瘦沉默皆其症也保生方云蛔蟲乃九蟲之一人腹中皆有之其外症腹上青筋惡心吐水面無正色唇緩而白目無睛光若蟲食上部則上唇内有白點蟲食下部則下唇内有白點腹中諸蟲朔日後其頭向上望日後其頭向下如急於用藥先以肉物近鼻烹炙使聞香味蟲頭亦向上則藥易効

調中丸　治泄瀉青白腹痛腸鳴嘔吐酸水不思乳食

人參　甘草炒　白术炒各五錢　乾姜四錢炒

右爲末姜汁麪糊丸菉豆大每服二三十丸米飲下

愚按前方一名温中丸即人參理中丸也若腎水侮土而虛寒者加半夏茯苓陳皮或嘔吐更加藿香泄瀉加木香

香連丸　治諸痢并水瀉

黄連二十兩淨　吳茱萸十兩淨　木香

右將前二味用熱水拌和入磁器内置熱湯日同炒黄連至紫色去茱萸用黄連爲末每末四兩入木香末一兩和勻淡醋糊丸黍米大每服二十丸白湯下

硃砂安神丸　治心痱及怔忡心下煩躁

硃砂四錢　黄連　生地黄各五錢杵膏　生甘草二錢五分

右爲末用米糊丸黍米大每服十丸白湯下

人參補肺湯　治肺症因腎水不足虛火上炎咳吐膿血發熱作渴小便不利

人參　黄芪　白术　茯苓
陳皮　當歸　山茱萸肉　山藥
五味子杵炒　麥門冬　甘草炒各五分　熟地黄
牡丹皮一錢
右作二三服水煎
補肝散　治肝經氣虚吐血失血或兩脇脹滿筋急而消小腹
脹痛或兩目不明不時叫𠻳
山茱萸肉　當歸　五味子杵炒　山藥
黄芪炒　川芎　木瓜各五錢　熟地黄
白术各二錢　獨活　酸棗仁炒各一錢
右爲末每服一錢水煎
越鞠丸　治乳母六鬱傳兒爲患或胸滿吐酸齒痛瘡疥等症

蒼术　　神麯炒　　香附子　　山查
山梔炒　　撫芎　　麥芽炒各一分
右為末水調神麯糊丸桐子大每服二三十丸白滚湯下子
母並服
麥門冬散　治脾胃氣虚有熱吐血衄血久不愈者
五味子十粒炒　麥門冬　　黄芪炒一兩　當歸
人參　　生地黄各五錢
右分五服水煎
陽氏十全丹　治丁奚哺露說見前十全丹下
檳榔　　枳殻麩炒　　青皮　　陳皮
三稜煨　　蓬术　　砂仁各一兩半　丁香二錢半
木香二錢　　香附一兩

右爲末神麯糊丸黍米大每服二十丸米飲下

四味肥兒丸一名小肥兒丸治食積脾疳日生雲翳或兩耳出膿或口舌生瘡牙根腐爛身瘦生瘡或小便澄白腹大筋青一切疳症

黃連炒　蕪荑炒　神麯　麥芽炒各等分

右爲末水糊丸桐子大每服一二十丸空心白滾湯下

蟾蜍丸　治無辜疳症一服虛熱退二服煩渴止三服瀉痢愈

蟾蜍一枚夏月溝渠中取腹大不跳不鳴身多癩者

右取糞蛆一杓置桶中以尿浸之却將蟾蜍跌死投與蛆食一晝夜用布袋盛蛆置急流中一宿取出瓦上焙乾爲末入麝香一分粳米飯丸麻子大每服二三十丸米飲下其効如神

柳華散　治熱毒口瘡

黄栢炒　蒲黄　青黛真正　人中白煅各等分

右爲末敷之

抱龍丸　治傷風瘟疫身熱昏睡風熱痰實壅嗽又治驚風潮搐及蠱毒中暑

雄黄二錢五分　辰砂另研五錢　天竺黄一兩　牛胆南星四兩

麝香另研五分

右爲末煎甘草膏丸芡實大每服一丸白湯化下

愚按前丸化痰袪邪清熱之功居多屬肝心實熱而致者用之殊效若脾肺虚熱而見昏睡痰嗽當用寳鑑天麻散以調補元氣

製附子法

附子重一兩三四錢有蓮花瓣頭圓底平者先備童便五六
碗將附子放在灶上炙瓦久乘熱投童便中浸五七日候潤
透揭去皮切四塊仍浸二三日用粗紙數層包之浸濕埋灰
火半日取出切片檢有白星者瓦上炙至無白星爲度如急
用即切大片用童便炙二三沸熱瓦熟用之

保嬰金鏡録終

醫案醫話類

先哲醫話（一）

卷上

〔日〕淺田宗伯　著　〔日〕松山挺　校　勿誤藥室藏　明治十三年刻本

先哲醫話

淺田宗伯著

上

季幕中西席施君邦孚因不習水土兼失調攝陡患癥漲勢已增劇遂延淺田君来視察脈投劑不三四服而澤腹之堅頓如桶底之脱病遂霍然始知扁鵲来齋治膝理之甚易太倉在漢解顱腦而何難真三折肱而九折臂矣日者復携先哲醫話一書来求序於予翻閲數過見某氏治某病察某候用某藥議論精卓剖晰詳明醫固

井井而有條事亦鑿鑿之可據乃知太上玉經之説猶傳諸王君隱仙靈寶之方堪師夫祿里則是書之成洵後學之津梁醫家之圭臬也因誌數言於簡端云

大清光緒四年戊寅仲冬

欽差大臣四明張斯桂撰并書

竹内熊次郎彫刻

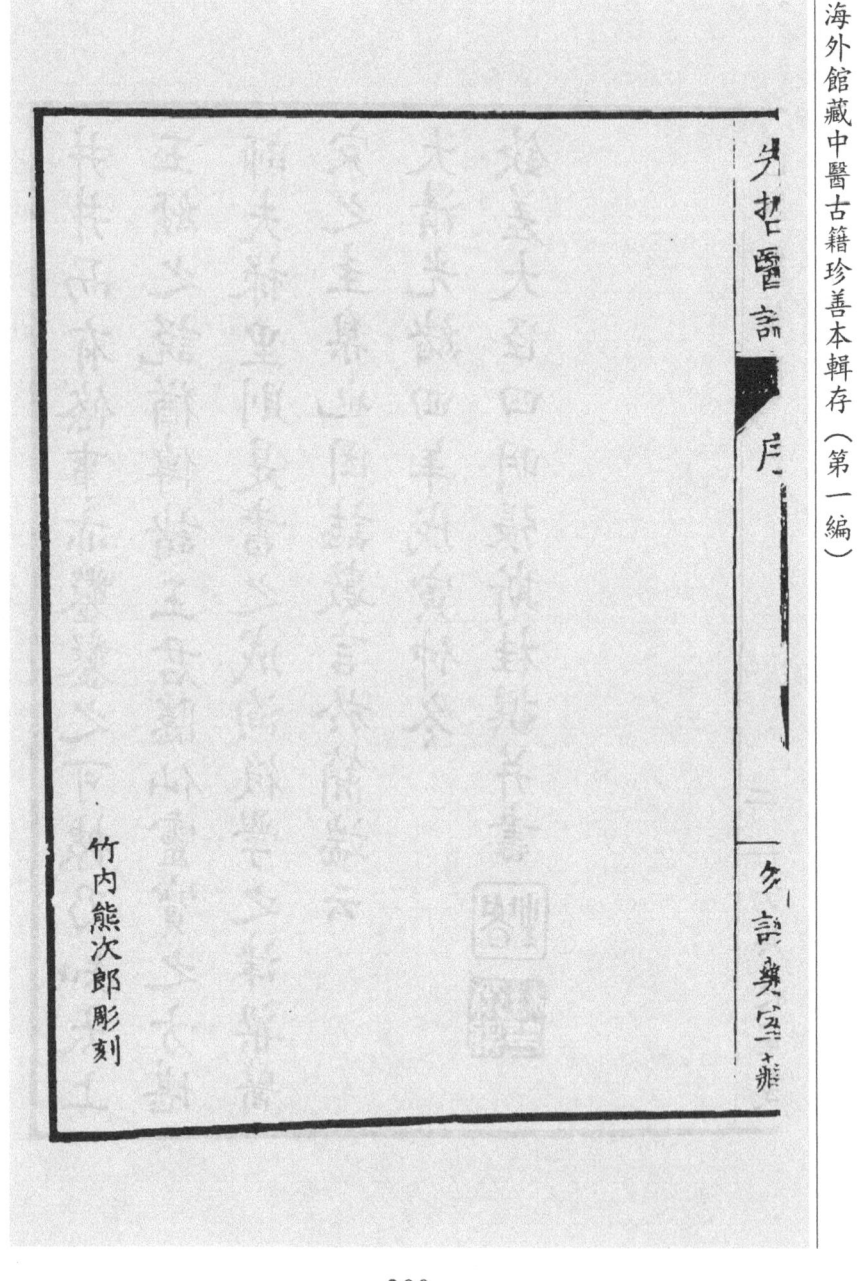

先哲醫話序

栗園淺田君。以廓清吾道爲己任。其撰著布世頃。又聚享元以降哲匠之論醫者。刪定其文。名曰先哲醫話。余受而讀之。艮山先生以下凡十三家。其超邁之識。獨得之見。發前賢所未發。而於診候施設之法。的實明確。寓妙用於片言。寄活變於隻句。可謂醫林圭臬也。今夫稗說野乘所載古昔英雄之戰略。有神算可駭者。有勇敢可畏者。有運用轉化不可測者。然以冗雜無統。人或漫然不省記。一入良史筆則耳目一新。永爲百世模範矣。斯編元以國字書之。多出門人手。故俚言俗語。間失淺易。讀者慊焉。今經君删潤。而文理燦然。神機活動。如讀史臣所記。良將戰策。使人躍然興起。君不特鑿林韓白。殆亦方家馬班也。嗟夫庸陋無識輩。炫奇鬭異。辯給欺俗。苟以自售。此吾道之所以日萎苶不振也。則凡言之裨益治術。發揮真理者。雖出今人。亦宜記以廣其傳也。况先哲之遺範垂法百世者耶。昔人有觀楚漢戰處而嘆時無英雄者。蓋假劉項慨當時耳。使斯編所載諸豪俊出今日則必將有雄論快辨起吾道之衰者焉。是蓋君撰述之意。余亦有感於此也久矣。及其命序。乃不辭而書。

慶應二年丙寅三月笠間侍醫棚谷善撰

先哲醫話　序　勿誤藥室藏

先哲醫話目錄

上卷

先哲醫話　卷一

勿誤藥室藏

先哲醫話卷上

信濃　淺田惟常識此著

信濃　松山挺資剛校

余少年讀先哲理療書。竊謂不粗鹵則過客。與己所見不合。故不終卷而已。因取仲師之經。一意攻之。略窺述作之旨。又質之於治術數十年。而後閱諸家之書。始知先哲獨至之本領。悔當日不虛心凝思。從此尋繹則至古人之域亦不難也。惜乎日暮路遠。不復能與之相上下以成一家。然亦不能

先哲醫話　卷上　一　勿誤藥室藏

自止。姑録其一二以爲後生解悟之資云。

後藤艮山

近世古方之學。以名古屋玄醫并河天民爲魁楚。而未免金元陋習。至艮山先生豪然崛起。一洗從前弊風。其識見理療必當有逈異乎先輩者。世以爲好奇非矣。蓋吾醫術至一溪道三氏之門流。碎殘極矣。是以享元醫人復轉而泝古。此亦自然之勢也。拙軒曰。一部傷風約言。翁之本領在此。可謂善讀傷寒論者。後來豪傑輩出。皆聞翁之風而興起者。斯爲吾道中興。先生起筆茲。非偶然也。

穀肉菓菜者正性也。草木蟲石者偏性也。故古昔養精以正性者。治病以偏性者。後人不知此義。擬以藥品補精氣抑誤矣。素問云。五穀為養。五菓為助。五菜為充。毒藥攻邪。此即醫家大綱領。先生早標揭焉。而為他日東洞諸輩立論之藍本。

亂世人其氣慓悍。肝膽氣欝少。治世人其氣游惰。肝膽氣欝多。故宜以熊膽開其欝。令肝膽氣達。永富鳳曰。余徽之於都邑市朝之人。比比皆然。蓋太平日久。五民蓄息。金錢虛耗。奢佚日盛。則知巧之民。不免病氣勢也。醫人施治之日。從這處下工夫。則有大稗益矣。

其人有癥癖。而飲食減少者。譬之於人家。猶廊頹廟敝而堂室漸狹小也。故不去癥癖。則胃不能振。醫不知此理。欲與毒藥補胃氣。且菲飲食。益損精液者。不

先哲醫話　卷上　二　勿誤藥室藏

亦謬乎。凡瘵此症。先驅瘕癖。以滋味養胃氣爲主也。癰疽餌食鷄肉或鷄卵。能托出其毒。優於參芪。故治瘡以餌食爲專一也。徐靈胎曰。服藥原爲治病而設。並非籍以生長氣血也。殆是同一見。

外感以湯液爲主。内傷以餌食爲主。錯之則不得其治也。

赤蛙不止治小兒癇。亦治大人癆。蓋癇癆皆屬瘕癖也。此品能治癖氣妨害脾胃爲下利者。兼制蚘蟲。楊氏直指。曾氏口議并云。十五以下爲疳。十五以上爲瘵。頗與此說合。而二氏徒用固陽滋陰之劑。更無發明。良山特用喑血蕩氣之藥。以除腹裏之瘕癖。其術高一等。

癇利者。餌鰻鱺以炙乾爲可。

按腹自心下至臍任脉突起者。病聚脉下故也。病不聚者。脉不必突起。老人肉脫發此證者。爲近死期。

按腹心下任脉左右充滿有力者爲實。若濡弱不充滿者屬虛也。

虛憊症脣色不淡白。耳輪未萎者。可救活也。是宜熟察。

陽氣浮泛者。難認肉脫之候。先診背部。其人每欬或喘。背上陷下者。因氣逆見脫肉之痕也。此證屬氣脹。故名曰虛浮。不必水氣也。

診病人宜先審問曾患癥毒否。何則今世癥毒浸淫筋骨。多元氣爲之壅塞者也。

病至大患目不瞬者。眼胞元氣脫也。乃爲反目兆。近死期。

諸病以漸成者多難治。若肉脫或有水氣者不治。

凡有痛者脉多緊弦。如太陽病頭痛者是也。動與緊似相反而緊弦者動之甚也。動脉變遲者。正氣弛而邪氣未除也。如結胸脉遲是也。蓋動變遲者可救。不變而數者殆。

黄疸未發前爲腹痛者。多是屬癥癖。又有脾藏欝結爲腹痛者。可辨別。金匱云。穀氣不消。胃中苦濁。此所以濕熱爲腹痛。又云。諸黃腹痛而嘔者。宜柴胡湯。此係黃疸腹痛治法。

嗝噎一旦食進者。不可恣喫。其人元胃中虛竭。反招害。

卒中風多係癥癖塞心。故人事不省不能活。若不塞心者。半身不遂。或口眼喎斜耳。其雖人事不省。而六脉相應。手足厥冷者。一身大氣猶存。可救也。

男女俱年未壯。而身不了了者。多係風寒。宜調護。若緩漫經日。則大便溏以至重症。故此證大便秘結爲佳。溏泄爲惡。

專發聲音者。多吐血而脉不數。是不足畏。真吐血者其脉必數急。是大可恐。

凡病不論六淫七情飲食男女。皆因一元氣欝滯。故皮膚欝者。經絡滯者。遂皆及腹裏。猶水之湊陷地。醫者先得其大綱治之爲要。

黴毒沈滯骨節者。經絡壅塞尤甚。故發種種變證。不可不知。

其人虛弱。咳嗽久不止者。此由寒氣壅表與虛火扇肺。故欬愈甚。而肺益涸。

奔豚證有肝氣兼黴毒者。有肝氣帶痃者。但黴毒與疝不爲奔豚。古語云。諸風掉眩屬肝是也。
痙及痱之類。身體不自由者。苟健啖不運動。則脾氣
不能行。故四五年後必死。患此證者。宜務運動以行
脾氣。庶幾終其天年。名古屋玄醫曾患之。善全其終。
可以證焉。
水腫咳嗽甚者必水氣輻湊上部。又水氣發暴咳者。
爲瀕死。
雜病饑而不能食者有二道。其人雖饑。聞食臭忽惡
之者蟲也。但饑而不能食者癥瘕也。
痿與痺易混。而詳之。則痺者主皮膚不仁。痿者主筋

骨萎軟。

風邪難愈。或雖差復發者。不必服風藥。唯以助陽氣散風邪爲要。

病陽虚者易治。陰虚者難治。何者陰虚則陽益虚。如虚勞是也。故陰虚火動者。雖能食遂至死。陽虚者脉不數而食減。是以多肉脱。故主餌食禁灸。灸之則反脉爲數。其爲害亦不鮮矣。

虚勞脉細數者。脉乍見和平則爲近死期。易所謂枯楊生華。何可久也。雖緩者不出五七日而死。

一夫病似狂。恐懼惡見人。閉居陋室半年所。後神氣漸爽。而手足拘攣。舌強直難語言。心下如板築。癥癖妨脹。因灸脊際。服熊膽病頓愈。蓋此證癖氣妨脹故不發狂。若癖氣内攻。則精神失職必發狂。今不然故免此患也。

婦人臍下及任脉有塊者不孕。凡癥癖所在。陽氣必不行。故以艾灸資陽氣爲可。

父母有癖氣者。其子必受之。猶如癥癩之係遺毒也。

癥毒入眼者。其始必頭痛也。

諸出血後。血氣未復。犯風寒則多成癆。假令不成癆。證候錯雜難遽愈。

一男子素有癖氣。偶感邪氣。其熱熾盛。譫語煩亂。醫治之熱頗解。但心下衝逆。大便秘。元氣虛憊。數日不能復。余診之曰。癖氣耳。莫爲意。因使絕藥治。專餌食而精氣漸復。大便快通全愈。此證雖元氣憊。幸大便秘結。故知病可愈也。

喘哮下部肉脫者。屬癖氣。凡癖氣逆上者。多下部肉脫。

其人脉數。腹氣不和者。爲中風兆。宜速灸。若緩漫經日。則因傷食或外感。忽發中風也。

黴毒脉數欬嗽。與勞相似。但黴毒不肉脫。大便秘結。

小便淋澁。如勞雖小便濁不淋澁。且肉脫或下利也。
若黴毒下利者。在病末。殆爲凶候。按黴毒咳嗽似虛勞者。黴癘新書括蔞湯能治之。
諸病將死時。多見厥陰證。是必然理。不止傷寒也。
火動證。病末發喘者。係下元失守。爲難救。
喘哮甚者與沈香劾。木香亦可。仲景專用厚朴杏子。
此係無癖氣者之治。在今世則多屬癖氣。故沉香木
香奏效也。余爲製一方。茯苓枳實半夏乾姜木香共
五味。
欝證與癆相似。但癆脉微細數。欝脉多沉。或雖見他

脉。未曾至微細。是爲辨也。

疹之極有便蚘蟲者。有下腸垢者。皆爲瀕死候。凡舊病羸劣吐下蚘者。皆瀕死候不止疹也。仲師厥陰所論爲有旨。

勞發白疹者。多在胸膈而不在面部。此熱氣熏蒸津液外泄也。其理與元氣衰衛氣失守絶汗者。同爲惡候。傷寒發白瘖者。邪氣從瘖而解也。故爲善候。然宜與他證併看而决之。

畜水者。陽氣欝于中焦。上下不相和。故發煩渴。如五苓散證是也。

狂證以白虎湯治其裏以艾灸治其外者此白虎消腸胃之鬱熱艾灸散榮衛之鬱滯即寒熱並施内外兼攻之妙用也。狂症者灸心俞患門三里數萬壯得効扁鵲心書云一人得風狂已五年時止百方不効余爲灌睡聖散三錢先灸巨闕五十壯醒時再服又灸心俞五十壯服鎮心丹一料余曰病患已久須大發一回方愈後果大發一日全好是亦同揆。

黴毒壅塞經絡者患癰或痢之日善驅除其邪氣則宿毒并去也如他痼疾亦然。

姙娠與血塊易混然血塊者頑固沈着無發揚之勢姙娠者凝結温然有潤澤之氣又訊之於婦人夜陰快寢後小腹勃然突起者娠也又乳頭黑者娠也婦人

經閉者。乳頭多黑。故難一定。賀川氏產論翼有詳說。宜併考。

後世以黃芪人參爲補滋邪氣誤矣。今癰疽痘毒專

用黃芪者。其毒自裏達表也。人參亦同。古方用黃芪主表達。非補

氣。人參亦主滋津。故柴胡瀉心方中用之無嫌也。

本邦人性剛悍不喜甘味。若強食之則泥戀生氣滯。

西人性柔弱喜甘味。故藥方甘草分量每過於邦人。

譬之於病人。猶元氣虛者。雖服人參多量不泥。在壯

實者忽生悶也。昔者今大路一溪翁悟此旨。專主順

氣。常用香蘇散。而至甘草不用匙。以指頭排散少許

爾。按香川修德順氣說。世以艮山先生爲濫觴。殊不知先生實本於一溪氏也。蓋當時昇平已久。浩然

氣皆餒。於是有順氣之說。蓋萬病以根于氣也。

求嗣法以温腰爲主。故灸腰眼穴效。浴温泉亦效。

婦人有血塊者。雖懷孕臨産時或難分娩。拙軒曰。一種有損骨狹隘害分娩者。非手術則不得治。不可不知。

一婦人腹痛在臍上一寸許。按之惕然徹痛脉數乃斷爲内癰。餌以鷄蛋。服以黄芪薏苡劑。後十日大便果下膿血、

著邪概自汗出。故雖有表證。不可與發汗劑。與白虎湯類可。

狂證在婦人難治。徹毒在婦人易治。婦人因瘀血發狂者易治。在男

子發狂。雖輕者不急治。

四苓散加漢蒼朮。治雀目屢効。雀目多属疳。因治疳方中多用此品。亦能奏効。拙軒曰。眼科提要云。四苓散加蒼朮更加夏枯草一味。治脫盲極効。

戢莱能治結毒骨節痛。但其臭悪不易多服耳。

余每稱心小膽大之語。以爲醫家喫緊。先生之術固創出前賢。然先根底蠶経経方。而後致力于思邈諸子。故其于大疾沉痾。自然遊刄有餘矣。○拙軒曰。讀此條可謂名下無虚士也。

黄連性燥。雖浸水出之必乾。黄芩性潤。雖去水猶濕。

故知芩連同治痢。而各異性也。治嘔亦然。

諸瘡内攻爲水氣者與赤小豆湯熱甚者與大連苑湯効。

病人臣里動甚者多遺精（陳修園以龍膽瀉肝湯治夢泄曰以肝實而火盛上沈芊綠曰當先治其心火而及其餘宜黃連清心飲亦與此説相發。）

大病後表氣薄弱者偶感風冷則卒厥此雖在夏月屬中寒也。李挺曰中寒冬夏同有之旨矣哉（拙軒曰與古人霍亂以時有之云者同案似皆理到之言足互發明。）

瘧與痢同因而異其位瘧邪在表裏間而痢邪即着腸胃故瘧在外易治痢在裏難解也。（醫説云暑毒在脾濕氣連脚不泄則痢不痢則瘧而艮山能發其理。）

噤口痢者。毒氣劇甚。自腸中熏蒸胃口也。急與承氣湯下之爲得矣。若失下。腹濡口噤者。宜獨參湯。

噦噎反胃三者同病也。但反胃者。胃中不和。飲食難化。或朝食暮吐。噦噎者。胃管萎苶無潤。穀氣不能下。或癥癖壅閉胃口。飲食爲之妨害。故反胃反在壯年。而噦噎多屬老人也。

其人屢患喉痺者。多爲噦噎。此因喉痺氣管耗損。津液失潤澤也。壯年者可治。在老人難治。何則胃氣衰弱。胃管硬強。譬之革囊。猶水漬火焦。剛縮不能容物也。

嗝噎與鼓脹同因屬癥癖也。癖氣橫梁腹皮爲之膨脹者鼓也。癖氣潛匿腹皮爲之陷没者嗝也。二病俱係精氣不振腹裏失潤澤也。

凡長病面部腫氣俄減者陽氣下陷也。不可忽諸。

其人氣血凝結腹裏生鬱熱水穀之氣漸蝕以爲羸瘦者。名曰勞瘵。此不必虛乏之人雖壯實者往往有之。

喘急有因奔豚者。此癖氣上侵心肺也按三因息奔湯能治此證

喘家其證雖劇甚。多無害於性命若傷寒卒中諸急病。或緩病欬忽止但喘者。有不測之變不可輕忽也

積年苦頭痛者。多屬癖氣如偏頭痛尤然。故癖氣在

右則右痛。在左則左痛也。

丹波一婦人、患腰痛三年不愈。食乾過臘魚有効。按恐是血澀腰痛。花岡青洲治痿證。亦用乾過臘魚末。宜試。

痛風與脚氣同因。而痛風其邪淺。脚氣其邪深。故共愈亦有遲速之別也。

方今所行脚氣。即千金外臺所謂風毒脚氣也。宋元以來所謂脚氣。即今所行疝氣也。後藤徽曰。吾邦往昔風毒脚氣消熄無行。寶曆以來流行復熾。是以先子有此說。

中風偏枯。多因癖氣壅塞經絡。氣不能外達。故癖氣在右則右枯。在左則左枯也。

中風口眼喎斜者。因正邪分争之勢。而血氣偏勝也。故喎斜在右則病在左。喎斜在左則病在右也。如半身癱瘓者。亦同此理。

遺精多因肝膽氣欝。又有因疝者其證概腹中拘急。夢裏精水激動而漏出也其人雖每夜有之。反無脱陽之患。與構精者異。拙軒曰、論病精細。近今世人多有此證。真無大得。

小兒癖證。目盲而其病愈者。與黴毒耳目鼻自毀而毒解者同理。

婦人懷胎則藏府向上。故氣多塞。紫蘇能疎通其氣是以妊娠方中使用此品也。妊娠有水氣者。紫蘇大腹皮尤効。

案當時傳艮山先生術者。京師有香川修德。山脇尚德。浪華有市瀨穆。伊勢有山村重高。備前有赤澤貞幹。家著戶述。不乏其人。而後來私淑先生者。以筑前龜井魯爲最。曾著病因備考。補翼其說。又賦詩云。長沙太守元儒紳。述古箋醫百世人。直指經方歸易易。誰家私說言斷斷。樞機何用煩汗簡。糟粕須知恥剄輪。卓乎艮山藤老子。才良仁術足相親。

北山友松

友松胸宇洒落。以曠世之才。授閩醫之傳。善得法外之法。故治術別開生面。自有神識超邁。觸手生春之妙矣。

友松嘗善象胥學。又從禪僧化林。學仲景奧旨。就戴曼公。得內經本草精蘊。既而謂皇朝醫風亦不可不研。乃師小倉醫員原長菴。岡本玄台高弟。遂大成其業。

虛勞有直腸疼痛大便難。或發痔漏者。此皆係肺大腸損傷爲難治。常屢診虛勞者。發此證頗多。而百無一治。古云肺與大腸爲表裏。理或然。

飲血品。以牡丹皮荊芥蒲黃各炒黑爲奇。本邦婦人套藥皆炒黑爲用。即此意。

阪本人年五十所。鬱鬱不對人。飲食減少。頗如勞瘵。先與補中益氣湯。後以九味清脾加藏麯得愈。凡關達肝脾之鬱塞。無若清脾湯。若逢肝脾鬱塞。以認此湯主治爲要。

一婦人三年不語。一月內或一二言耳。乃以爲脫營類。與人參養榮湯。易裘葛而愈。

盜汗不止者。與九味清脾湯加地骨鱉甲椒目奇効。當歸六黃加地骨防風桂枝黑姜椒目亦効。椒目能歛汗。古人嘗論之。今忘其出典。香川修德藥選。論椒目効最詳悉。宜參考。

一男子得病。其證類喝噎。友松診之。以爲心脾腎氣不足胸膈無潤澤。故食飲不能下。與八味丸料加蕘人貝母陳皮縮砂。兼用金匱大半夏湯。參五分至一錢。時用參附湯。

黴毒頭痛久不愈者。柘榴皮酒煎服忽差。蓋此證醫誤以風藥發之。故柘榴皮濇之則愈也。先醒齋頭風神方亦効。土茯苓四兩。金銀花三錢。蔓荊子一錢。玄參八分。防風一錢。天麻一錢。辛荑花五分。黑豆四十九粒。燈心草二十根。芽茶五錢。河水井水各一鍾半煎一鍾服。

某生胸下上脘邉突出。氣急煩悶。與異効散加椒目愈。又目瘡俗稱女波津古。一名女保者。用升麻葛根湯加椒目効。

友松以養榮湯或左歸丸料治虛羸。專視十指爪甲血潮之多少爲消息。蓋辨血色之好悪在爪甲。不可不知。老醫傳云。診脉畢宜以指按病者爪。按之白。放之紅者吉。雖久病可治。放之紅不復者。雖頭病甚凶。香川修德行餘醫言亦載辨爪法。宜考。

嘔吐膈噎食不下者。半夏厚朴湯加海浮石枯礬効。

乳腫屬氣滯。乳汁不通者。四物加王不留行穿山甲効。

黴毒爲殘害者。主小柴胡湯。隨證加減多驗。按醫綱小柴胡湯加草龍膽黃連胡黃連。治舊下疳瘡。忽頭痛發熱自汗。撮要小柴胡去大棗生姜。加山梔龍膽草當歸芎藭。治肝經熱毒下注。便毒腫痛。一切瘡瘍。或風毒悪核瘰癧。此類頗多。宜考。和田東郭曰。凡黴毒有熱者。先不解其熱則不愈。此即用小柴胡湯之旨。
土佐翁謂長澤道壽。隱栖西山。一日診京師商人癰疽曰。宜日服人参五錢。後五日診曰。未見参效。恐不治。病家告實曰。服参一日不過二錢五分。翁曰。賤命重財無益矣。苟欲生則服参宜今日五錢明日六錢。又明日七錢漸次相進。商如其言。七日病果愈。友松曰。用参將息適宜。可謂得補托之真訣矣。
土佐翁著醫方口訣集。三日而成。有馬氏凉及手寫證治準繩全帙以諳記。其卓識篤志可並稱。
治頭痛薄荷石菖葛粉川芎白芷五味。細研蜜煉服効。平常患頭風者尤妙。雜著化痰丸加白刀豆。以治痰妙。凡痰結心包健忘者。無不効。一僧疫後患此證。服之速愈。過服石膏下血者。補中益氣湯加肉桂乾姜効。婦人下部水腫。或小便不利者。枯礬細研以塗湧泉穴及指頭。則尿利腫消。痘瘡以日數證候變者。其理與傷寒傳經同屬疫氣故也。宜知元氣旺衰邪勢劇易爲要。若徒執黄芪當歸人參。終始療之者。不足與論也。按隋唐醫書皆以痘屬疫。迨宋元胎毒說起。其理遂晦。先生特闡之。可謂卓見矣。

疫證舌上白胎者。熱入府也。赤爛乾燥者。熱入藏也。張氏舌鑑論之爲確。

張景岳制人參胡椒湯。爲有深旨。凡極虛者。附子反走散元氣。故與附子則脉却伏結。不可無此湯之設也。

一婦人喜噫數日不止。醫以爲蟲積或虛冷。治之無効。余以爲欝與正氣天香湯速愈。疫後喜噫不了了者一老醫與大柴胡湯速效。是亦醫辯者。

準繩傷寒門。傷寒類傷寒辨。學者宜熟讀諳記。使門人各書寫一通。

歸化醫某。始療病。每服藥重七八錢。甘草分兩尤多。而無効。人皆以爲庸工。某曰吾過矣。國人比之於唐山。腹力頗弱。故不能中肯綮。便減其分量。殺甘味以爲之。無不百中也。

治病必求其本。乃往聖之摸範。隨證而施藥。是後學之應用。及治四時傷寒。各隨其類。豈可局於區區論説哉。醫家宜當之藩籬

明大祖諭徐達曰。更涉世故則智明。久歷患難則慮周。吾業最爲然。以救己之心。推以救人。所謂見身説法。誠千古不磨之論。

夏布政字正夫。未嘗以淹屈降志。嘗曰。君子有三惜。

此生不學一可惜。此日虛過二可惜。此身有敗三可惜。余續之曰。有善不作四可惜。有過不改五可惜。老來怨天可更惜。

骨空論曰。厲風者素刺其腫上。已刺以鋭鍼。鍼其按處。出其惡氣。腫盡乃止。常食方食。無食他食。按常食以下八字。爲治難病之妙訣。不止厲風。故余一生以爲治病藥食之準則矣。又按張氏註云。食得其法謂之方食。無食他食。忌動風發毒等物也。此說未是。方食即謂方宜慣食之物。他食即謂所不常食之物。言食膏粱之人。試以淡泊則惡。茹藜藿之人。試以美食則傷。食不唯却其病。反生他病。

東垣辨惑論。當爲一卷。今別爲二卷者。恐係後人之手。何則舉補中益氣。以至暑傷胃氣。即說正月以下三四月治法。肺以下至脾胃虛。即說五六月治法。下之至內傷辨。皆屬九月以至十二月之治法。一意到底。不可爲二卷者昭然。

李氏辨內外疑似證最精矣。且如氣少氣盛辨。益于後學不爲鮮。然至內外相兼者。李氏說未爲盡。宜涉獵古人書以補其闕。

下元虛損。精氣枯槁人。外感風寒。頗似温疫者。或宜先補虛。或宜先發邪。或宜補瀉相兼。此際醫最可苦心處。固非筆墨之所盡焉。

醫學綱目別爲一家。與他書體裁自異。錢氏論小兒亦自一派。據之不爲可。不據亦不爲可。拙軒曰。有明一代。醫書之多。汗牛不啻。所謂摸擬飣餖者居多。戴復菴吳有性陳實功之外。僅僅數家耳。醫學綱目亦庸中之佼佼者。此言有味。錢仲陽之於啞科。頗為大家。然見為一派。真是有識之言。

藥傷寒。知去路來路爲要。或表入裏。或陽轉陰。或前在某位。後進某位。或始終一位。審之以處方。思過半矣。喻昌曾辨之。可就見焉。

余常主實學。示子弟曰。經絡脉說不可不知。而深拘之則反失於實用。學者固不可無取捨之見。

余不喜講說。唯正月初八祭神農氏。使門人講上古天真論耳。其說曰。聽講義鮮益。其効不若熟講百遍。蓋在心悟。此可以為世醫信耳不信目之戒。

余晚年讀本草。日夜不釋手。故其用藥雖一味無贅品。

余療南源悅山高泉諸僧。皆用大劑。何者西土人比之本邦。頗厚腸強胃。非輕品所敵。風土人物之異不可不知。西土醫診病。直記其藥按。以與病者。病者購於藥舖。以服之。故其品劑量適正。與邦醫輕劑射利者迥異。

甘麥大棗湯治產後似邪祟者奇効（按所謂如有神靈者也）
傷寒壯熱煩渴小便赤不大便七八日舌燥目赤時
閉乍開僅啜粥汁耳一醫與清心温膽湯去香附加
辰砂淡竹葉而讝語益劇脉伏不應因與白虎湯合
黄連解毒湯諸證自若乃煎人參三錢黒姜一錢兼
服之脫然愈（按此與吳有性承氣加人參合轍）
建中湯入口則痛乍止者甘以緩急也甘草粉蜜湯
治心痛其旨頗同膈噎服蜂蜜一旦納食亦同意大
半夏湯之於蜜不過此意矣
張仲景一書炳如日星亘千古不可磨滅熟讀者知

其意當時醫多讀素難。不讀傷寒論。故發此言。以示為萬世理道之神書。救人之秘典也。內經終始。一言以蔽之。曰亢則害。承乃制。經云。知其要者。一言而終。不知其要者。流散無窮。可謂真知其要者。

東垣本於內經陽氣清淨。則四維收之意。制補中益氣湯。深得經旨矣。在本邦土佐道壽善研究其意。故治脾胃手段最長矣。

羅氏曰。七分內傷。三分外傷者不治。是善得李氏之意者。

治療之法。先瀉後補爲易。先補後瀉爲難。

丹溪斥局方者。係救時弊。門人戴氏專用局方。其意可知矣。
古林見宜。療紀州熊野山中農夫水腫。服藥良久無效。因加青芋於方中。又以之爲朝夕餐而病愈。盖其人生於山中。以此物爲常食。而偶出於浪華。請藥於衆醫。禁忌亦隨嚴。故脾胃失常度。藥力不能達。是以施方宜之術也。
咽喉痛頰腫及嘔噦者。小柴胡湯連尭各等分。服之效。
水氣不論新久。欲持脉不能遷舉手。或欲按足跗。不能伸脚而微喘者死證也。腫氣一旦減乍復者。亦不治。

淋疾與五淋平胃瀉肝諸湯。莖中澁痛甚者。補中益氣湯加蒲黃大五靈脂金銀花効。按内注下痢。遠年不愈者。與此湯亦效。

常誨初學。用零紙書古人醫按。各處其方。以得其當爲上等。

凡方證雖相對。分量有過不及。則不能奏効。故葛可久損傷病。論大黃多少至容矣。况如中氣卒厥之於人參。陰虛之於龜板。其多少不可不最容矣。

友松治腫脹。用補氣養血湯。十愈七八。盖此方不用利水品。而腫脹難治者。間奏大効。其意在專治脹也。一醫生讀喻氏寓意草。友松聞之曰。喻氏之書不無益。然以之爲治療之模範。恐爲下工。

嘔逆諸治無效者。及諸嘔吐不能服藥者。與旋覆代赭石湯效。蓋此方人參代赭相伍爲妙用也。如白通加猪膽汁湯。其妙亦在附子猪膽相伍也。

閩人化林老漢傳治眼暗失明。用鳶首霜。此理高上。可玩味。

攝津池田有一奇病。其證兩脚酸疼。漸肌肉削小。難屈伸。遂成痿。俗名曰池田病。此病他人間患之。而皆受之於池田云。友松與獨參湯愈。

八味丸爲轉胞之套劑。而服法非逐次增分量則無效。此即益水源之意。宜三錢至八錢爲妙。

小劑藥量。時不無効。醫學正傳有其説。汪訒菴亦論之。

積氣氣欝。或夜中發熱等。病有發止者。詳其由。有患瘧者。雖數年後。兼用陰瘧丸則奇中焉。

閩人傳治貧窶消渴。水中腐木一味。爲散服。又治頭風。鳶頭霜燒酒服。友松治一武弁兩眼旋動。與鳶頭灰。盖擴充此意云。

凡用滋補滋陰藥。方中無陳皮半夏木香砂仁等。則不能達藥氣。此理尤不可闕。按古人黃芪建中湯加半夏者。即此意。方者法也。如毀舊屋而建新屋。故使方而不使於方爲要。假令如以中風方治咳嗽。是使方也。若以風藥治風。以咳藥治咳。是不使於方也。況索病根而治之。諸證不治而自治。乃上乘法。

下部腫與防已茯苓湯。上部腫與茯苓補心湯。並奏効。婦人腫氣多屬血分。防已能入血分。故多効。若屬氣分者。茯苓澤瀉爲主。若男婦陰虛爲腫者。六味地黃丸加附子防已蒼朮効。又腫病元氣實者。大承氣湯爲丸用之効。

證治要訣爲必讀之書也。如藿香正氣散加木香以爲一方之類。其意尤可稱。

江州堅田村北村道卜者。年可六十。患中風。京醫幾島氏療之無効。因延余。余診曰。欲速愈則後三年必再發。以至不治。若不欲速愈則十五六年。當延其壽。二者請選之。病者曰。荏苒彌年。何堪其久。願速愈以謝朋友。乃作異功散加烏藥白芷青皮與之。服五十貼全愈。後三年果如其言。門人矢嶌安節問緩治之方。曰十全大補湯爲得焉。

友松在北村氏家。隱几而坐。一女子將請診。望見叱之曰。汝妬心溢面。可深惡。女子赧然謝服。因語曰。汝神彩甚病矣。苟有悔心。余善療之。即與藥而愈。盖此女嫉妬多年。夜則穿戶窺隙。頗如狂人。而友松一見洞視。人服其技云。

阪陽老醫問起死回生之方。答曰方無靈。唯求其本耳。不言其他。

凡病虛實難辨。補瀉難決者。能察其脉證。審脉可據與證可執。而從其確者。則治法庶無愆矣。

江州北村左太夫虛羸不食。一日氣息淹淹將絕。急延林市之進。診曰。血脉衰弱不絶如縷。庶幾萬一耳。乃作劑僅用人参一分龍眼肉一個。衆皆危之。翌朝來診曰。證候如前。而毛竅稍塞。肌膚少和。是脾氣旺肺之機。乃可望生。因倍人参龍眼肉與之。果愈。友松聞之嘆賞曰。極虛者投大劑純補。譬如燈火將滅急灌油。不滅何俟。林氏可謂得補法之蘊矣。

浪華菱屋素閑。年六十餘。形羸不食。其初得之於傷食。諸醫治以香砂六君子湯。七味白朮散。無效。友松與異効散加漢當歸。三十貼而愈。又金田舖某女。不欲穀食。唯食他物。諸治無效。乃與四物湯加人参白术橘皮而愈。門人問其故。曰脾胃血液虛。則枯燥不能食。漢歸味甘。能益脾中之血。是以爲進食之劑也。經曰。手得血而能攝。足得血而能行。肝得血而能視。據之則肝云云下。當補胃得血而能食一句。

大七氣湯治婦人久咳不止。其意可味。

癱瘓經年者。一旦忽然手足動。目睛爽。即急變候。

久病及大虛人。尺肉脫者。及指頭不能急屈者。多不治。片倉鶴陵曰。凡病人肌肉榮瘠者手腕後肉脫而形匾。醫攫其中央。指頭將相合者。不問何病爲死候也。雖飲食如故。此游氣之假息耳。勞瘵之病。累月後必見此候。唯傷寒痢疾脚氣後有此候者。往往愈。蓋本於此。

脈要旨在頤生微論。不可他求。唯本草揭脉處。亦可併讀。

痢疾嘔噦。諸藥不入口者。黄連一味小劑服之。藥食共得下。後見蚘證。因前方合大七氣湯與之。此法本於薛氏治太宜人按。

友松所著。醫方口訣集。纂言方考等首書。讀之深知學術冨贍。游及有餘。獨至北山醫按。徒摹倣古人局守法度。終乏高逸之氣。學者讀之可。不讀亦可矣。

和田東郭

復古之醫術。以吉益東洞為最。東郭出其門下。獨不奉其衣鉢。別成一大家。蓋譬之兵家。東洞醫如韓信行軍。背水絕糧。置之死地而後生。東郭醫如李靖用兵。度越縱舍。卒與法會。各有其長。不易優劣。學者於此處着眼。庶幾得二家之真矣。拙軒曰。古人往往以兵家之事擬醫術。先生以韓信李靖評二氏。更妙。

病癱瘓。肩髃骨開脫。如容五指者不治。又握掌不開者不治。開而不握者治。

證治準繩論嬰兒尤精。足以見王宇泰之苦心。轉胞六味丸治驗亦可玩味。

病轉胞。臍下有塊。其形圓者治。若扁如柿挾者不治。

此證以八味丸爲套法。而四逆散加附子。抑肝散加芍藥亦奏効。不可不審。

水氣不虚不實。其腫光艶者。鯉魚湯爲得。

水氣人。胸膈及肩背拘急如束縛者。爲犀角的證。

一角能治水氣上衝。故用之脚氣衝心煩効。

打撲有似瘀血衝心而否者。曾覩山陬一婦大損傷精神昏憒。腹中如杯盆者迫于心下。煩悶亂。脉息僅不絶耳。余作走馬湯與之。服已須臾。煩躁。吐瀉清水數升霍然而愈。故知不可槩爲瘀血而治也。油風多用大柴胡湯而效。是宜治其腹。徒不可泥其證。（華岡青洲治此證以大柴胡加石膏湯。曰油風多屬肝火。亦同見。）

每稱東洞曰。先生治足痿弱不能步行者。與桂枝加朮附湯。兼服紫圓。速愈。可謂妙矣。（此上焦得通。津液得下之旨。東郭夙入其室。○拙軒曰。青洲翁療梅瘡結毒頑結難愈者。用桂枝加朮烏湯。兼用消毒丸。應手而痊。蓋從此處奪胎來。）

一婦人年三十有五。背脊佝僂。身不能動搖。足屈而不伸。脉沈緊。其形如十歲許兒。即與理氣湯。兼服紫圓。六月後與慈姑湯。脚伸病方愈。

桃花湯治痢病便膿血極効。蓋初起與之無益。其期在熱氣稍解膿血不止。論曰。二三日至四五日。其旨深矣。

余常用桃花湯爲散。白湯送下得効。若少陰病形悉具。特便膿血者。以真武湯服桃花散亦可。

世所稱中風。多因癥瘕爲偏害。宜診腹以處方。故大紫胡湯加甘草。抑肝散加芍藥等。能治此證。其他如手足痺痿躄。亦世醫徒拘其證。不察其因。宜矣不得其効也。

一老人痰喘氣急。有癥瘕。畑柳安以爲勞役。與補中益氣湯。痰喘益劇。余診曰。此人性豪強。壯年起家。故肝欝生癥。加之水飲聚結。以爲喘急也。乃與寬中湯加吳茱萸病安。後感寒爲下利。因與真武湯利止。以四逆散加薯蕷生芉全愈。

一男子犯寒夜歩。因感冒。短氣。手足微冷。醫以爲中寒。與四逆湯。服後短氣益甚。咳嗽面赤。因與越婢加术苓湯頓愈。

病者目赤。眼睛不轉如魚目者。爲難治之候。

病人不論緩急。將診之。宜隔床望見其形氣。形氣縮小神彩枯瘁者死候。不必持脉而知之。

脱證誤與攻擊藥。則爪甲忽失光澤。不可不知。

神闕脉亦爲治諸病要訣。按之沈小不移者。形體雖虛爲實候。宜攻之。若浮芤無力者爲虛候。如水分之動亦同之。

傷寒舌圓厚者。又薄小者。皆爲惡候。又始終白胎不變者亦爲難治候。又厚者赤者皆爲虛也。盧不遠曰。傷寒可以視舌識病。則風暑燥濕恐亦有定法。此言誠爲偶反矣。

臍下悸按之與呼吸相應者。病人雖危篤。其死有間。

脚氣勞瘵濕毒三病。當臍上五六分任脉外各一寸許。不拘左右。必有動氣。脚氣則弦急。勞瘵則虛數。濕毒則無定形。

凡大病眼中爽者惡候。不了了者反有生意。勞瘵及雜病。眼神與病相應者爲佳。

診大病。鼻梁亦爲要訣。醫書徒論明堂而不及。此爲闕典。

腹脹攻下無効者。有漫遊散氣則頓愈者。此因心下素有積爲脹滿也。按靈樞云。夫脹者皆在於藏府之外。排藏府而郭胷脇。脹皮膚。故命曰脹。東郭所論。蓋斥此等之證而言也。

石膏非大劑則無効。故白虎湯竹葉石膏湯。其他石膏諸方。其量過於平劑。世醫不知此意。爲小劑用之。

譬如以一杯水救一車薪火宜乎無効也。拙軒曰此言甚好。傷寒諸方之石膏則劑可大。而服數不可多焉。至雜病則非大劑決不能奏効。放膽用之而益可。方今醫人恐石膏殆如蛇蝎。噫。

感風寒。咽喉腫塞。藥汁難通者。作驅風解毒湯加桔梗石膏。冷服極效。拙軒曰此證小柴胡加桔梗石膏亦奇中。青洲翁曾用之。

傷寒大熱。煩渴讝語。欲飲水數升者。固爲白虎湯承氣湯的證。而又有假熱者。有水邪者。故真武湯或犀角生芐類。有時爲帝。醫者宜審脉證。諦腹診。以決真假矣。

傷寒面合赤色者。升陽散火湯犀角湯醫學綱目間効。若服之二三日不愈者多爲戴陽難治。

治療有先後之序。斋之則無效。一病人足心至胯間煩熱。日夜數十發。殆如有火往來。醫以爲脚氣治之不差。余診之。臍右以至少腹。磊塊應手。此屬燥屎。因問其大便。曰不通。乃作調胃承氣湯與之。燥屎悉出而後治其脚氣。諸證全愈。是其明徵。

疝陰囊腫大與治疝諸方不愈者。與半夏厚朴湯加犀角逐効。又經閉與逐瘀諸劑不治者。與安中散抑肝散等得効。是皆欲得南風必發北牖之理。豎不可不知此活手段。

小兒慢驚風及中暑者。其口爲如笑狀者必死。

因毒氣而聲啞者。加喘氣則多死。

呉氏所論疫。京師十年前大行。其後絶無。其疫者年年異其證而發於柴胡證者多。則募原説不爲無理。

仙臺工藤周菴著救瘟袖暦。論因時運異證。亦可參考。

黴毒家。口中爛。耳鳴。咽喉腐蝕。頭痛。肩背痛。聲啞。吐沫。齒齗強直。八證者。皆係輕粉毒。宜詳之。

天庭色衰者爲虚。色盛者爲吉。色瘘有雛紋者爲難治。日月額凹陷者死。失色者爲難治。鼻無生氣。或疏脱者死。耳瘘失色者死。髮際有白點者死。面冷或鼻冷。或少商穴冷者死。額上冷者死。此皆望色決死生之要訣也。按醫學正傳小兒門湯氏說云。山根若見脉橫者。知兩度驚。相書鼻爲山根。山根有疾。尤非佳兆矣。然東晉謝安北宋劉貢父俱有是疾一則德望蓋世。一則博識該覽。居一代諸賢之右。亦不可拘。物理小識云。小兒乳哺時。毋有孕。輒[illegible][illegible]黑泄瀉。據之則眉間亦可精察。

脇下引背脊痛者。多屬畜血。不可槩爲懸飲。

世所稱膿淋者非淋。即外科正宗蝕瘡也。宜解毒劑。

急喉痺。秘塞不能飲下者。與苦酒湯效。或平素患咽腫者亦效。一男患咽痛後元氣衰乏。下利咽腫而燥。難言語者。與苦酒湯。初痛楚不能嚥。後快通愈。

病人絕脉者。暴出爲惡候。徵續爲佳兆。不止脉。如厥逆亦然。

治病求本爲要。譬如鼻痛耳痛耳聾。徒爲耳鼻之治。此即捨本執末也。爲醫者宜認其所以然而治之。

用方以活變爲主。某方治脱肛。某藥主下血。槩用之者。不知活變也。一方以應萬病。萬病以歸一方。是謂活變也。

心胷痞塞。用芎藥甘草類不應者。半夏厚朴湯加芎藭。輕其劑量而服之則效。拙軒曰。如此條所言。東郭翁極得意手段。玩味有餘。下條亦然。

泄利與附子劑不止者。錢氏白朮散奏效。此理可玩。

一婦人羸瘦。盜汗。下利十餘行。腹中拘急如摸羅網。不欲飲食。時喘者。與真武湯愈。

傷寒與下劑。以其脉沈實沈緊爲的也。此語非大有見識。大明脉理者。不能道。誠與仲師用承氣之旨符合。

病人有心下痞鞕。腹中拘急而遺精或漏精者。槩爲下元虛治之。則痞鞕益甚。先治其痞。則遺精亦隨愈。

病欬血。心下有水。左肋及脇下拘急動悸者。與柴胡姜桂湯加吳茱萸茯苓愈。此治腹而血自治也。拙軒曰。翁之用四逆散。柴胡姜桂湯。八味丸等。縱橫顛倒。變化無方。實極得心應手之妙。他人不可及也。然精思求之。豈不得其彷彿乎。

諸瘡内攻。及脚氣上冲。與木瓜呉茱萸犀角等無效者。四物加黄蘗山梔子或四物加浮萍能治之。蓋不制水濕而治血虚。最是上乘法。

生地黄能治心下痞鞕。乾地黄亦然。但其效不如生耳。

京師一時咳嗽大行。有人患之。諸藥無驗。荻野台州以爲下元虚。與八味丸不應。診之左肋拘急。因與四逆散加呉茱萸牡蠣速愈。

一婦人數日自汗。不食。脚攣急。臍下有塊而痛。其狀頗似蓐勞。衆醫治之不愈。余以塊爲主證。與安中散塊漸消汗隨止全愈。

久腹痛者。徒禁厚粱。而不減飲食。則雖方證相對。更無效。

腹痛發嘔吐者。不詳其因而治之。則誤人不淺鮮。因者何。曰積聚。曰停食。曰蚘蟲。曰水飲。曰瘀血。曰腸癰是也。積聚心下痞鞕。按之則反脹。停食心下濡。按之如空。蚘蟲按之指下有氣築築然。瘀血多在臍旁及少腹。按其痛處。塊應手。水飲其痛遊走不定。按之則鳴動。腸癰多右腹。按之左右異狀。且手足痛處則必覺潤澤。右足攣急。小便淋瀝。余多年潛心辨此六者。

無有差忒

風眼痛劇者。與紫圓六七分。大下之即效。拙軒曰。專門眼科。曾有此快活手段耶。

黴毒熱甚者。以清解爲主。若解熱不徹。則多爲沉痼癈疾。此法醫書未說及。爲可深惜矣。

偏枯證有治不治之辨。病者握手者決不治。試使握手仰臥。則其手必開。復起之則如故。是爲惡候。

禁口痢者。胃口至胃中多畜水飲。故水分動氣甚。附子理中湯加粳米。或加薯蕷生芐効。又將生鷄肝入未醬煮熟取汁服之。

堀河丸太街一富商女。年十八。患麻疹。其狀細小欲發不能發。隱隱於皮肉。大熱如火。嘔逆水藥不能納口。余以爲熱毒内攻所致。乃與調胃承氣湯。病阻不能服。因延田中信藏。診之曰。余有浴法試之。家人疑議。余曰。藥不能下。施之而可。信藏乃以清酒和熱湯。盛之於盤内。使病者沐浴其中。須臾出之温覆取汗。則嘔吐忽止。疹悉發。拙軒曰。魏氏博愛心鑑水楊湯浴痘兒之法。與此條同巧異曲

治痘法。以辨胃強弱爲要。雖有下利煩渴寒戰咬牙等證。胃氣強者可治。補瀉之分。全在此一途。

老人頑癬。多因血液乾燥濕熱熏肌表。故温清飲爲

的治。或加浮萍佳。
脚氣動氣甚者。四物湯或效。蓋以水分動爲標準也。
噦逆屬胸中者。主橘皮竹茹加丁香。其屬腹中者。主
附子粳米湯合甘草乾姜湯。若有水飲。中氣虛者。主
香砂六君子加芍藥也。
產前後口舌赤爛焮痛者。實者以麥門加石膏湯三
黄加石膏湯爲主。在虛實間者以加味逍遥散爲主。
極虛者以附子湯加當歸爲主。若赤爛生白點者爲
惡候。加下利者爲不治。
諸病其脉時時變易者屬癎也。

余曾謂芎藭緩肝。當歸潤肝。川芎疏肝。生地黃瀉肝。其能各異。而要之不能出肝分。

卒厥人。趺陽脉應手者爲惡候。何者胃氣脫則趺陽反皷動。宜審其神氣有無。

吐與利證異而因同。醫當曉其理。

諸病凝結心下者。多屬肝氣。疫證亦多挾肝氣。宜察焉。

赤遊丹毒。不早下之。則內攻爲走馬牙疳。宜涼膈散加犀角。

黴毒上攻。頭上腫起爲凸凹者。屬火證。宜溫清飲。黴毒動生火不可徒爲濕而治焉。

久病人。左右偏臥者。一朝忽得自由臥。則死期在近。

池田瑞仙錦橋診痘甚粗。如不用意者。或人問之。曰。診察過密則反失真。其妙存于目擊之間。譬如覩刑人之就死地。雖剛強者其氣餒憔悴之狀在過眼之間。若熟視久之。則其形氣與常人無異矣。余治妙法大王臣菅谷中務卿男。喫柿菓傷胃。發大吐瀉。四肢厥冷過肘膝。換數醫百方治之無效。束手俟死。余望之形容自有生氣。因與理中安蚘湯。忽蘇息矣。是前醫則熟視刑人也。余則一見於道途也。可謂瑞仙真得實詣者矣。

患澼囊者足痿就蓐則多不治。

結毒入眼瞳人陷鈌者。爲用汞劑之的。非他藥之所治也。消息與汞劑則瞳人圓滿復故。若不圓滿反緊小。神水流散者不治。

因結毒成聾者。成青盲者。成聲啞者。皆不治。但聾耳有所少聞者。遠房服藥則愈。

服輕粉口中腐爛者石榴皮松脂等分煎服效。

凡與粉劑者。先與瀉火藥。而後與之爲佳。此與療打撲者。先行拆水。而後服酒奏全効。同一理。

會陰打撲。小便不通。但少尿血者。與桃核承氣湯。若不差者。與大黄附子湯。一貼用附子二錢爲佳。服之小便快利血止爲度。又因證可與八味丸。是眞藤元志試効方云。拙軒曰。會陰打撲。其證劇。併尿血涓滴不通苦悶者。内用甘遂大戟駿劑。外施導水管。不然無救法。此條所言。蓋屬緩證。

癥癖逼塞胸膈者。脉異左右。癖之所在。其脉必濇。癖之所無。其脉必數也。又有其人常脉遲。因癖而爲動數者。

癥癖人横卧。有下癖而眠者。有上癖而眠者。審之其下癖者必因胸中衝逆甚也。

舌色純紅而柔爽其形失常乾燥者爲參附所宜與之舌色不變者惡候也若無汗讝語煩亂舌上焦黑無芒刺乾裂成皺者亦爲附子所宜蓋此證其脉雖浮洪或弦緊必無根柢與附子病勢緩則脉必見虛候也蓋舌純紅者屬陰虛而焦黑者屬虛火也又有證具陽候而舌上反無胎潤澤者爲惡候若此證心胷有所閉塞者與藥開達心胷則舌上生胎也爲佳兆又雖與藥制之熱愈熾胎不更生者爲不治之證又服藥後舌胎一去其色不和者有宜石膏者有宜附子者有宜地黄者當審別焉要之舌與脉者陰陽

虛實之所判，不可不細精。故吾門加四珍以腹舌，而論定病因虛實也。世醫不知之，執腹證舍脉舌，可謂疎漏矣。拙軒曰：寬政年間水戶土田恕庵著舌胎圖說一卷，据張路玉舌鑑等，附以已所見，頗爲詳明，可謂得東郭翁之心者。

舌上不論黃白，帶光滑而乾燥者，附子所宜也。其紅色者，益爲附子的證矣。

病人舌上白胎，其下含紫黑色如牛舌者爲惡候。此舌候兼面戴陽，則更爲危矣。

按舌候大概諸病無異，故疫痘皆同診。但至結毒，則具一種舌色，不可不辨。白胎中帶黯色者，及舌下赤色中成皺文者，又紫色如牛舌者。皆屬結毒也。

嵜嚳德見茂四郎者。絲割符年寄患鼻淵三年。諸醫以爲肺虛。百治無寸効。診之兩鼻流濁涕如簷滴。脉弦緊。腹拘急。予曰。此係肝火熏灼肺部。上下氣隔塞之所爲。世醫不知之。漫認爲肺病。或誤爲風邪侵肺。徒用辛荑白芷之類。宜乎不得其治也。乃與四逆散加吳茱萸牡蠣。服之半月許。病洒然愈。蓋此等病。宜詳其脉腹而處方。不必四逆散也。

凡病人胸膈不開。則心下不寬。故欲制心下者。先治其胸膈。是醫家一大緊要。竊比之於淨土門一枚誓詞。

一婦產後經二旬。卒嘔吐數日不止。左脇下衝逆痛劇。與呉茱萸湯（参用洋参）忽安。

產後腰膝痿弱者。多係癥癖所爲。盖其初妊時。患水腫或脚氣。至產後氣急者。與對證藥。前證愈後。當詳腹診治癥癖。此證最要艾灸。若施湯液及艾灸。癥癖爲之壓不差者。與桂枝加朮附湯。麻黄附子細辛湯。而二三日或四五日之間。以紫圓下之則愈。此即先師東洞翁獨得之妙。而余則因其證與四逆散理氣湯十全太補湯等。時時以紫圓下之。每得効。

紫圓以蕩滌胸膈爲主。故發狂上炎甚者及產後痿弱。心膈氣不能下降者。皆用之效。昔東洞先生曾以此方治龜胸龜背。即此旨矣。

目疾屬內障者。艾灸最效。而專門者忌之。爲可笑。其他如黃風雀目肝虛雀目。不知其辨。動誤治。蓋黃風者。白睛中生細皺。發黃色。用滋陰明目湯八味丸單楊枹朮等効。肝虛者。烏睛白睛如常。但覺昏暗。故爲難治。

松原一閑齋者。吉益東洞山脇東洋師友也。本爲若狹侯臣。嘗治龜胸龜背及痿躄病沈痼者。用起廢丸。

其方大黄生漆二味。研末爲丸。未乾時服一錢或二錢。服後大熱。發赤疹爲知。而因證與他藥則全愈。

一閑齋門人橋詰順治。治一婦人頭髮發火。每梳之覺火氣。至夜即見光。與三黄加石膏湯痊。予親見一婦歸家衣裏有爆響。投之於暗處皆見火。此皆肝火之所爲。不足恠矣。拙軒曰明郎瑛七種類稿。卷六有衣火一條。與此同日之談。又見張芳洲雜言。按人髮猫皮。暗中以手拂之。常見燈光。且聞爆響。西洋人以爲電氣發出之驗。不必肝火之所爲也。醫賸云。先考藍溪公所識一貴婦。每暗中更衣火星爆出。同婦女櫛髮於暗中。及猫兒背毛逆摩出火之類。蓋體氣盛者。偶有擊而發光者。非眞火也。

十棗湯證有下痢者。因上迫勢甚。而熱下陷爲利也。

故與脫利其趣逈異。如柴胡瀉心下痢亦然。

痘序下利。與傷寒合病下利同。但及十餘日者。與少陰下利同轍。正爲惡候。

大津小野又三郎者。患天行。發吃逆五六日。微利。其脉變幻無測。衆醫以爲脫候。皆辭去。予診視半日許。謂旁人曰。此脉非惡候。即肝火亢盛之所爲。因四逆散加地黄古金汁服之。脉頓定。諸證隨痊。

便毒無膿潰勢。將消散者。內托劑更無效。與三物楸葉湯。若不起發者加附子。服之無效者。概因疝瘕爲之妨害。與四逆散加附子奇效。若終始無膿潰勢者。

與芎黄散加蕎麥可下之。

小兒胎毒係先天。而世醫不知之。或言分娩時誤飲瘀血。爲可笑。凡診其毒。先以指頭按肋下。必有凝結。而因其緩急可察毒之輕重。又面色灰白。或暗黒。或過光澤。皆屬胎毒也。若受父母黴毒者。最爲難治。

其人平生一手脉不應者偶有之。固無害。若四十以後。一手脉暴絶者爲惡候。此證多房者多有之。宜詳。

大腹痛。服建中湯無効者。認水分動氣。與莎芐湯則愈。又左脇下逆搶痛甚。與諸藥無效者。有水分動則與地黄劑効。

水分動有三道。屬肝腎虚火者。爲地黄薯蕷牡丹皮之所宜。其動在表汎應者。爲茯苓之所主。其動無根蔕。臍中齊鼓激者。所謂腎間動屬不治也。

京師書肆梅村氏曰。江户千鍾房有治積氣血奇方。名順氣散。即四物湯香附子等分研末者。予以爲此方有理。因製莎芐湯屢驗。

一男子年二十四。得病五年。右膝腫起如別束筋肉。不能行步。其狀稍類鶴膝風。而診其腹。右臍下拘急最甚。按之右足攣痛甚。其性急不能堪物。予以爲肝癖固結之所爲。即與大黄附子加甘草湯數日。癖塊發動。病稍緩。因與四逆散加良姜牡蠣小連尧。全愈。此證世醫不知徒爲脚疾。用葳靈仙杜仲牛膝。宜矣不得其治也。當詳其腹候而治之。此即余積年粉骨碎身之所得。殆爲醫家之新手段矣。拙軒曰。此治驗翁極得意手段。讀者宜究心焉。

發癇人事不省。藥汁不下者。宜艾灸。最要大壯。不徹者晝夜灸。至七日爲度。傷寒發癇者。亦宜此法。大灸至癇差。則邪亦隨解。此理醫經所不闡。故世醫恐熱忌灸可笑矣。賓材曰。醫之治病。用灸如做飯需薪。今人不能治大病。良由不知針艾故也。又曰。世俗用灸。不過三五十壯。殊不知去小疾則愈。駐命根則難。故銅人針灸圖經云。凡大病宜灸臍下五百壯。補接眞氣。即此法也。彼此同見。可謂海外子雲矣。
平素有疝瘕者。得大病其塊忽移處者。甚爲惡候。
老人卒昏倒。脉見弦緊革等者爲惡候。如支飲亦然。
其面戴陽者尤爲凶。温公詩話云。平時充實而光澤可也。唯暴光潷特甚者。死兆也。是如草木將枯。精華頓發而生。雀鍚司命者不可不知矣。
稟質強盛者。偶損下元。虛火上炎。加之以瘦邪。醫誤爲實。與大柴胡湯。一下忽脫者有焉。余故曰。視色不以目。聽聲不以耳。
咳嗽有自心肺者。有自胃中者。不辨之則治方無効。
腹痛諸藥無効者。香蘇散加青皮姜煎奇中。妊娠大腹痛者尤佳。（征韓役先哲既發明之。而世醫瞶瞶實爲可憫。）

患瘵疾者。襟際肉先脫。與他病羸瘦不同。宜熟察。（拙軒曰。此診瘵疾一大候。揭出示學者。可謂深切。按蘇遊傳屍論云。此病若脊膂肉消。及兩臂飽肉消盡。胷前骨出入。即難療也。靈樞五變篇云。臂薄者。其髓不滿。故善病寒熱也。東郭說蓋有所原焉。）

久患癇癖者。差後其性躁者爲惡候。

遺精白濁屬疝者多。概不可爲虛。如強中病亦然。

下血有下焦濕熱而虛者。宜茵蔯四苓加附子。屬腸胃實火者。宜三黃湯。腸風下血。腸胃中畜水飲者。宜四君子湯加黃芪白扁豆。胃中及下焦虛寒者。宜真武湯。如痔下血。亦可因此法通治。

甘草粉蜜湯治澼囊病痛甚者効。

傷寒以大柴胡湯或柴胡加芒硝湯下之。熱除後肝氣大動。讝言妄語。如狂者。與竹茹温膽湯則安。世醫不知之。妄下誤治者多矣。

瘰癧成勞者。與痔漏成勞者。其理全同。但有上下令耳。拙軒曰。不止瘰癧痔漏。凡瘡口不收。膿水多出者。皆成勞。血液虧乏之故也。

妊娠熱鬱甚則多墮胎。麻疹疫毒最然。此因腸胃熱甚熏蒸子宮。故用大黄芒硝無所嫌。巴豆亦時可用。所謂有故無損也。但疫毒行下奪有機。不可忽諸。

兩脇凝結者。直灸章門則易激動。因先灸風市。則反奏效也。凡灸艾易激者。可善解此理。病在上者。先灸足漸及腰。則上部寬不激動。因灸其部分。則奏全效也。是與大柴胡湯證候而阻其藥者。反與理氣湯利其氣。而後事疎通則不激同理。灸藥之於疾病。豈有二致哉。

妊娠下部有水氣。至產後不差。惡露不下。氣息促迫者。先利其水則惡露亦通。

治發狂用瀉心湯紫圓者。專取諸快利胸膈也。東洞先生治龜胸龜背以紫圓者。恐不過此意。產後脚膝痿弱與紫圓者。亦疏通胸膈氣以下達也。

癥癖衝逆心下及脇下者。其所衝之眼。必爲邪視。又有因癖之左右。而自異大小者。

妊娠嘔吐不止。水分動甚者。小半夏加茯苓湯粳米薯蕷生芐奇中。若中氣虛極者。香砂六君子湯加粳米。各𠯈咀爲炒黑。別入洋參一分。水煎少少服之効。

暴吐血不止。或暈絶者。灸鳩尾穴數百壯奇効。失血甚者最要接續元氣。不可畏其炎燄。專尚寒涼。逐漸消伐其元氣。

小兒吐乳不止者。對證方中加精品麝香皮効。大人嘔吐諸藥無効者。麝香桂心二味爲末。調服効。

馬脾風麻疹丹毒三種治法略同。而有馬脾風異治者。如無價散是也。此說太似粗。而細味之。有理。精於治療者自知之。

余嘗讀先生所著傷寒論正文解。深知其識見超衆於古人。又讀導水鎻言養嬰鎻言。大見其治術入神品。特如方意解。穿鑿臆斷。或戾古人立方之意。蓋方論創於成無已。而呉昆李中梓柯琴汪昂諸家。各有發明。然或有擇爲未精。語爲未詳者。方意之難解振古而然。豈止此書哉。拙軒曰。方意解一書極辨核要之一家言。僕亦不能信焉。

荻野台州

享和寬政之間。有以醫鳴於京雒者二人。其一爲和田東郭。其二爲荻野台州。台州加賀人。學醫於越前奥村良筑。後遊於崎陽。受喎蘭術於譯官某氏。業成懸壺於京師。最以治瘟疫著。當時四方之嬰沉痾痼疾者。不踵乎和田氏之門。則湊於荻野氏之堂。是以二氏治術超越於時輩。獨得精詣。悉出於實驗。爲臨證處方之助。豈爲不可哉。余乃就其門生所筆荻野家口訣者。編纂以作醫話。如其識見。則有台州園叢書數種。宜就看而已。

温疫小便閉煩躁或昏冒者不治。若陰證小便閉少腹凝結。按之不痛者。或小便數急淋瀝者。俱與加減真武湯。後兼用辰砂六一散。小便得節度則治。按加減真武湯説見温疫餘編

温疫陰證雖不大便十日以上。不燥結者。不可妄與大黄。

温疫舌心乾燥者。胷中有熱也。舌本乾燥者。下焦津液枯竭也。舌上白胎如着糊者。少陰虚火炎蒸也。白胎如鵞口瘡者亦然。

温疫舌両端有白胎。中央胎已脱者。及舌上潤滑如

朱者。是邪熱陷于少陰也。可直與生地黃。若用附子則倍加甘草。

温疫熱將解。小便頻數者。熱從小便去也。又有移熱於膀胱而頻通者。但熱將解者。其色以漸清也。

温疫下血。疲勞甚者。宜參附養榮湯。

疫後健忘者。宜安神益志湯。

一老人患直中温疫。頭痛如割。煩躁須臾不能臥。手足微冷。脉沉而數疾。與冷香飲子三貼。頭痛半減。仍服前方四五日全愈。

直中温疫頭痛如裂者。腎厥之邪。直逼于太陽經。故項背亦強也。一男子患此證，無熱，頭痛如裂。一老醫認爲陽證，與大承氣湯無效，更與柴胡清燥湯，遂不起。豈不浩歎哉。按台州潛心於呉氏，於達厚逐邪之劑莫所不試，而除疫治法亦發呉氏未言之秘，可謂呉氏之忠臣矣。

膈噎者，以蓄血、痰飲、脾腎虛三者爲因。因于痰者，飲食專噎於咽喉也，附子理中湯、旋覆代赭石湯、二陳湯類加松寄生用之，且灸身柱爲佳。因于蓄血者，飲食專噎於胸中，且以右肋骨下有塊爲標的也，以溫脾湯送下烏神散，或二方更服亦可。因于脾腎之虛者，飲食下胸中必覺摩痛，或食一納口則吐白沫數口也。先灸氣海，次與松寄生油，又宜服灸猪肉煮汁。若得食其肉者益妙。此證最屬不治，婦人之嗝多屬蓄血，亦不可不知焉。

鼓脹自心下漸及於大腹者，實也，宜生姜瀉心湯、大半夏湯。自中焦膨脹者，宜温胃湯類。自下焦脹起者，宜壯原湯加木鱉子。此病以手鼓腹爲鼓者，虚也，屬不治。是爲虚實之辨矣。血蠱者，自少腹脹起者也。先與生姜瀉心湯，則其塊徐徐消。然非長服無效，蓋有血塊，必停水凝結，其塊益爲大，故先利其水，而後治血分，則其効捷矣。或副用鱉甲丸，亦一策。

脚氣一證以檳榔爲套藥太概宜檳蘇散加木瓜衝心者以童便服檳榔末或紫雪五分以童便灌下此證多屬不治

熱毒脚氣者以或有腹熱或其人自煩熱或灸之不堪熱爲其徵凡灸之不堪其熱者多爲衝心候若脉數者益危不可忽諸若脉纔者無衝心之患乾脚氣證灸之不甚痛者無害雖脉數亦可灸

每年夏秋之際患脚氣者宜腎氣丸料風引湯（恐謂外臺唐風引湯非金匱方也）類其人寒時預服腎氣丸料則至翌年不再發

脚氣麻痺及於口唇者。其毒深也。積年患之者固無論矣。

脚氣煩躁者。宜粒甲丸。

風濕脚氣者。以疼痛爲辨。疼痛者必不衝心。若將衝心者。宜唐侍中一方。但痛輕者宜六物附子湯

雲州侯（松江城主）患脚氣腫滿。侍醫與以鯉魚湯。雖小便頗利。其痛不可堪。因請診。爲風毒脚氣。服杜仲湯。痛頓減。而小便日短少。其色漸赤濁。衆以擬議。仍連進前方。其病遂愈

凡水腫與鯉魚湯者。以腹大滿爲主。若不腹滿者無

効。小林大陵京師醫師鯉魚湯合蘇子降氣湯亦効。鯉魚治水病頗効。然脾胃不和便滑嘔惡者不可食。按范汪方有醋煮法則爲斬和醋食當佳。

凡治水腫導水茯苓湯以心下悸爲主若心下專有水氣者宜實脾飲其他木防已湯六物附子湯類可隨證而選用。

水腫證有小便雖不多通腫氣減者蓋水之所湊氣亦湊氣一散水亦減也若內陷者其氣不振故水不能流以陷于裏也欲振其氣者宜真武湯壯原湯類其人白陰莖陰囊腫者亦虛腫也。宜腎氣丸。

妊娠水腫隨胎氣長而甚者胎壓水道也。分娩則愈。

可知矣。

古林見宜。療紀州熊野山中農夫水腫。服藥良久無効。因加青芋於方中。又以之爲朝夕餐而病愈。盖其人生於山中。以此物爲常食。而偶出於浪華。請藥於衆醫。禁忌亦隨嚴。故脾胃失常度。藥力不能達。是以施方宜之術也。

咽喉痛頰腫及嘔噦者。小柴胡湯連尭各等分。服之效。

水氣不論新久。欲持脉不能遽舉手。或欲按足跗。不能伸脚而微喘者死證也。腫氣一旦減乍復者。亦不治。
淋疾與五淋平胃瀉肝諸湯。莖中澁痛甚者。補中益
氣湯加蒲黃大五靈脂金銀花効。按内注下痢。遠年不愈者。與此湯亦
效。
常誨初學。用零紙書古人醫按。各處其方。以得其當
爲上等。
凡方證雖相對。分量有過不及。則不能奏効。故葛可
久損傷病。論大黄多少至容矣。況如中氣卒厥之於
人參。陰虛之於龜板。其多少不可不最容矣。
友松治腫脹。用補氣養血湯。十愈七八。盖此方不用

子癎者。與芍藥甘草湯加乾姜。副用童便可也。盖産前子癎與産後痙無異。故又宜甘草乾姜湯。婦人良方交加散亦治柔痙。産後之痙病。與豆淋酒者。以酒氣緩筋脉也。此等法不可拘産後。可亦治雜病之痙矣。

痛風以發表爲先務。宜越婢加朮附子湯。最後與下劑爲佳。宜神祐丸。此證不泄下水毒則無全効。痛風熱甚者。與禹攻散無效。不如神祐之捷。

嘔吐證。與諸止嘔藥不應者。官参一味。五分濃煎。以水二合。煮取八勺。去滓。伏龍肝末少許。取其澄汁服之。

吐唾不止。用安蚘藥無效者。屬素問所謂腎液。宜腎氣丸。又有屬胃上寒飲者。仲景曰。喜唾久不了了者理中丸主之是也。

胸痛證。有痰飲有畜血。痰痛多在左。血痛多在右。屬痰者。清濕化痰湯枳實薤白桂枝湯控涎丹類選用之。屬蓄血者。宜與大柴胡湯龍膽湯烏神散等。若妄投破血劑。則吐血不可不知。

真心痛者。飲麻油爲佳。凡病屬心藏者。多不治。

霍亂多係于胃中停滯。故盛暑時減飲食則無其患。

小兒中暑霍亂。尤自飲食發饅頭類不可食乳哺者患之少。其因飲食可知矣。熱甚危急者。宜與竹葉石膏湯白虎湯。乾霍亂者。宜大承氣湯。不可妄與瓜蒂散。調理當用附子理中加桂補中益氣加附子類。

瘧疾用達原飲加柴胡。其他九味清脾飲類。伍草菓者最可也。陰瘧別無治方。用達原飲類。迨病發於晝間。宜截之。

左乳上痛而欬者肺癰也。初起者宜四味薏苡人湯。

甘草乾姜湯類。其人無故臍中腐爛出水者。屬脾胃濕熱。與平胃散加大黃。以赤烏散或奇良末。貼臍中爲佳。

眩暈有二道。因水飲昏倒者。宜苓桂术甘湯奔氣湯加茯苓類。盖奔氣湯加茯苓主降下。更加附子。推下之力反優。因氣虛眩冒者。宜補中益氣湯加附子。心下有留飲痞鞕者。生姜瀉心湯主之。不痞鞕者。宜茯苓飲五苓散類。若留飲腹中有動氣。或腎虛其氣上衝者。宜桂枝龍骨甘草牡蠣加茯苓湯。癲癇者亦用此方。別有口訣。不贅焉。

血淋者。宜龍膽瀉肝湯八正散類。膿淋宜萆薢湯。石淋宜透泉散。又以琥珀油塗導尿管插入之於莖中。則石從墜。冷淋者宜生附散。小便已惡寒者。此方最効。雞卵製芎黄散。亦治此證。

大便閉。用雞卵製芎黄散奇效。其方鷄子去白止黄。以芎黄散和其中。鍊將包濕紙埋之於熱灰中。以灰冷爲度。取出去殻研末。白湯送下。

其人當右肋下有塊者。必吐血。婦人經水不利而吐血者。屬逆經。其血必黑。宜大柴胡湯三黄瀉心湯類。自肝藏發者屬蓄血。其血亦黑。并用前方。自肺藏發者鮮血也。其血雖一滴難治。先與加味百合地黄湯。犀角地黄湯類。爲是酒客吐血屬胃中蓄血。宜三黄瀉心湯。若不止者屬脾血。宜理中湯。蓋下血久則脾衰。失衷血之職。自然止也。獨步散能治吐血下血衂。而屬鮮血者無效。下血者宜食海魚。不可食河魚。按獨步散。乾柿一味爲霜服。

痢疾初起。以發表爲緊要。若將成禁口痢者。早可大下之。宜大柴胡加芒硝湯。禁口藥汁難下者。噤以生蘿蔔汁。則得能下也。冷痢者。多屬瀉心湯補中加大黃湯證。而附子之所治。亦往往有之。

欬嗽屬陰者難治。横卧則發欬。仰卧則不欬者。水飲所爲也。宜神祐丸。子嗽者。因胎氣生長。水停心下而爲欬也。宜當歸芍藥散。

泄瀉無與證者。宜胃苓湯補中湯類。又有養胃湯藿香正氣散真武湯所宜。若食即更衣者。屬脾虛也。輕者宜補中湯。重者宜補中益氣湯。久瀉者可理中焦。宜附子理中湯加赤石脂。或阿芙蓉丸。泄瀉證多因不能泌別水穀。故宜分利水與糟粕。論云。下利不止。當利其小便是也。利小便宜春澤湯加附子。屬中焦者宜補中湯。或生姜瀉心湯。泄瀉愈後。脉遲細而弱。至夜半或黎明而瀉者。此命門真陽不足也。宜七成湯。或參苓白术散主之。又有屬實者。宜大黄丸類。饋雜者。水氣挾火也。宜三黄瀉心湯生姜瀉心湯。但心下不痞者無效。按心下不痞而嘈雜者，宜旋覆花湯。又吳茱萸一味煎服可也。古今醫統云：嘈雜之爲證也，倏爾腹中如火發，腔内空空，若無一物，似辣非辣，似饑非饑，似痛不痛，而有懊憹不自寧之狀，得食暫止者是也。可謂說盡嘈證矣。

黃胖或以爲感糞土氣，亦非無理。何則此病中人以上患之者絕無，中人以下往往患之也。宜皂礬丸。又男子脫血後，或女子薄血作此狀者，宜四味補血湯，非皂礬之所治也。按因食糞發黃者，本草圖經秦艽條引崔元亮集驗方云：夜食誤飡鼠黃亦作黃。識病捷法云：鼠盜飲食五穀，遺糞在内，人不揀擇，誤食則生黃疸是也。

風毒腫多壯年者，老人甚少。而脚雖紅腫，不能自潰，先可發散，宜一劑散。後可下之，宜禹功散。治法大抵同於痛風。

病人有呼吸乍失調度乍復者。不出五六日死。經曰。呼氣出於心肺。吸氣入於肝腎。其失調度者。呼氣不能歸腎。上越於肝也。

心中時煩。脣紅發作有時。時嘔惡聞食臭。顴骨紅者。屬蚘蟲。理中安蚘湯加甘草附子。

反胃者斷穀食。但飲白米飲與理中大半溫脾諸湯爲佳。又有因水氣發此證者。心心下悸。宜生姜瀉心湯。按此證亦減飲。余聞台州有減飲論。未見。蓋減飲事詳見東坡集與孫運司書。可參考焉。

穿踝疽。不辨足内外腫痛者。宜杜中湯加蝮蛇。病重者副用禹攻散。

解顱漸長大者。頭骨開壓額前肉也。當施繃帶。初起者宜六味丸加鹿茸。此方能治解顱五遲二證。盖本諸薛己之說。

蓐勞初起。宜當歸建中湯。按千金內補建中湯主治可考。

婦人肩背強急者。以坐藥導帶下則愈。若心下痞者。宜生姜瀉心湯。按婦人肩背強急者。多係痃癖之所爲。延年半夏湯最效。

喘息急者。半夏爲末和生姜汁如麪服之甚效。

津液虛燥。不大便而窘迫者。下焦氣脫也。當升提其氣。宜補中益氣湯。若不窘迫者。宜六成湯。盖以補中

益氣湯無腹力六成湯有腹力爲辨若六成湯證而無力者宜加鹿茸

竹葉除胸中煩熱竹茹主豁痰所治各異胃中煩悶者梔子之所主自心下及胸中者黄連之所主亦各有專長

小兒夜啼宜安蟲散（按安蟲散治蟲動心痛又小兒夜啼神効胡粉炒黄檳榔川楝子去實霍蟲各三錢白粉一錢五分鐵器内火熬砧杵共五味為末每服一字大者半錢温米飲服）

酒査鼻嚴禁酒時時以三稜針刺去血可與辛荑清肺飲

腦漏者腦中釀熱以出痰涕也古人以爲腦移肺熱

誤矣。其初流黃汁，後變白濁。甚者溢于咽。且鼻中點滴連綿不止。其狀雖似清涕，以紙拭之，乾則發黃色也。宜腦漏一方。又似此證而鼻塞者，息肉也。其初生鼻中，漸逼鼻口。其色初白，次變桃花色。又一等甚者色如李實熟。此證雖相似，以鼻塞與不塞爲辨。鼻息治方見於方鈴，又以瓜蒂末貼紙撚條，插入息肉上則黃汁出而愈。

松平伯耆守。平素無他病，鼻常流清涕不止。丹後宮津侯。

余以爲肺寒所爲，以大棗煎汁服皂莢丸，灸大椎第一間身柱，七日而愈。

黴瘡屬表證。宜發表。楊梅一劑散加反鼻主之。其初與遺糧五寶丹等者甚非也。疳瘡世貼膏亦非良策。但傅奇良末佳。按楊梅一劑散方見于外科大成。

疳瘡發陰莖表者。爲太陽經證。楊梅一劑散主之。發橫面者。爲少陽經證。惡候也。莖頭下直筋不破潰爲要。若破潰則其毒忽上於咽喉及鼻梁也。燭淚疳亦宜一劑散。兼用結毒紫金丹。

婦人妊娠十指麻木者。係血熱所爲。此證夏月尤多。輕者不及藥。分娩則愈。重者與柴苓四物湯。

婦人多屬帶下毒者。不可不諦。

奔豚氣屬虛支飲屬實。其證相似而其治逈異。可不精診哉。

水勢盛于外者。衛氣之衰也。宜黄芪類。

梅核氣與半夏厚朴湯爲法。然厚、朴無真品。姑與生姜瀉心湯可也。

杜仲湯能治脚攣急在右者。而不能治在左者也。

診病人。宜察眼中之了不了與音聲之爽不爽此二者清亮則不死。

勞瘵與虛勞易混。虛勞之熱。浮泛無根據。勞瘵之熱熇熇熏骨。而眼中甚瞭。不如虛勞之目中不了了也四花患門亦治勞瘵。而不能治虛勞。又婦人虛勞者經水早絶。屬血瘦也。勞瘵者有至病末未絶者。乃知二病自異也。

暴得痿病。腰足兩股皆不仁。躄而不能步。脉滑而力者。先與瓜蒂散吐之。後以朮附劑逐水。則速愈。

雀目當審腹候。若少陽經拘急者。宜抑肝散類。若因脾胃鬱熱者。宜平胃散加大黄。或黄連。又用鷄肝亦佳。

積年發小瘡。痒不可忍者。可與楊梅一劑散。加蝮蛇多量。外以西河柳煎汁浴之。此方亦治癬瘡。

血燥皮膚爲癢及風熱瘡疥爲癢痛者。宜當歸飲子
凡一劑散證帶血熱者。非此方不能治
漏風當背七八九椎際惡寒者屬氣虛。宜補中益氣
湯加附子。又覺手足爪間有風者亦屬漏風一種宜
補中益氣湯類。
噦逆因胃寒者。宜丁香柹蒂湯。兼用龍眼皮爲佳因
痰飲者宜橘皮枳實生姜湯。
肺痿吐涎沫者與甘草乾姜湯。兼用皂莢丸
鼻僻者多發中風欲防中風者宜灸章門穴
中風證。氣之所虛。痰必湊之。故以順氣導痰爲治法

又中風未發時。頭痛者腎氣厥逆也。爲不治。病人服甘遂大戟桃花大黃類。不下利反腹脹滿者。當和胃氣。宜甘草乾姜湯加芍藥類。

帶下之塊。多在卵門下。斥卵巢耶。按之則如綿裹覺温爽也。又婦人脚痛。屬帶下者十有八九。可詳。

陰濕者由穀氣下流。宜減飲食。徐服萆薢湯類。若其證輕者地黃枯礬等分爲末。和生姜汁貼之可也。

某侯一日垂釣於水濵時有溺者自上流來。侯深憫之。命救之幾死。使侍醫將一角末。以管嗃鼻。須臾吐水數升。遂蘇。台州圈有雉鷄。誤陷于井中。飲水數口。

扶之出殆絶急將一角末五分。和水服之。須臾吐水
霍然全。乃知一角能解水毒也。
血證脉弦數者。有不測之變可恐矣。
下利兼脚氣者難治。以下焦虚故也。其他下部有舊
疾而併脚氣者。不可不慮。
癲癇有因蓄血者。當卒倒吐涎沫時。必咯血。乃可去
其蓄血。一婦人有此證。新産後霍然愈。乃蓄血盡故
也。
喉癬間有屬胃熱者。宜凉膈散類。
腸癰看法。往來寒熱者屬右厥陰。無寒熱者屬左陽

明是爲左右別。又一種有二便共閉者。爲小腸癰。詳于外科大成。夫病在大腸則大便閉。在小腸則小便閉。在中央則二便共閉。理當然。而小大腸癰多在右。其在中央者。形如便塊。或與小便閉易混。學者宜於活物上而活看耳。治方不拘三癰。宜選用如神湯四味薏苡人湯大黄牡丹皮湯。又有陰證者。當行附子也。若與下湯仍不通者。癰發於腸中妨塞便道也。又便腸垢者。宜四味薏苡人湯加大黄。最初宜如神加大黄湯。一等重者。爲大黄牡丹湯也。

纏喉風與喉痺易混。纏喉風發於喉中深處。不可針

先哲醫話卷上　五十七　勿誤藥室藏

喉痺發於淺處。宜針。若其腫深者。可吹入礬蚕。喉痺宜玄參升麻或清咽利膈湯。副用氷硼散。纏喉風即有一方主之。按一方未詳。余與以驅風解毒湯加桔梗石膏捷効。

血虛腫氣似黄胖。其腫雖及右肘上。不及左者。專在血分而不在氣分也。古人以左右分氣。可謂不誣矣。

肺癰其初痛陰陰咳則引胷中。而其痛多在左。治宜在始萠。若至其吐膿如米粥。則百可治一二耳。

痘發熱後不見點。通身腫滿而死者。是表伏之證也。名曰肉脹。治方早與反鼻劑可發表。

齒痛宜當歸建中湯者。外以黒砂糖擦痛處則捷効。

黒砂糖亦貼陰囊瘢風。并牛皮癬不堪癢者。立應。

口腫有牙宣與胃熱之辨。牙宣者上齒或下齒必發於一方。而後波及上下。如胃熱則否。且雖兩證同出膿血。牙宣者膿多。胃熱者少。是爲其別。牙宣宜滋陰降火湯。胃熱宜清胃加生芊類。骨槽風自胃熱来者。宜楊梅一劑散。

婦人妊娠。七月以上當與當歸芍藥散逐水理血。否則分娩後多患下利也。又産後下利者。多因腸胃爲胎壓制者。一時得舒暢。而水氣下奔也。不如来其勢與生姜瀉心湯。以盡水氣也。

産後咳嗽多水浸肺之所爲其治與下利畧同
痛風者風熱入骨節也可發汗宜麻黄湯桂枝芍藥
知母湯亦主之表證罷當以禹功散下之
三井某年二十有餘腹中拘急大便鞕飲食如常但
欲眠不能眠來請診診曰子不能眠者非心氣之所
爲其病在胃中經曰胃不和則卧不安是也乃與桂
枝加芍藥大黄湯一劑而知九劑而愈
婦人積年有水塊痛不解或吐痰液如淡黑色者或
如赤豆滓者宜温脾湯副用應丸若有蓄血者右脉
閉塞莫怪是血壓經也又不論何病右脉閉塞者脾

胃衰也。不可不知。

因蓄血腹大脹滿者。與血蟲異。其證發作有時。或至夜而脹。至旦則減之類。與桂枝茯苓丸料効。

小兒卒下利發搐搦死者。所謂真中也。先與附子理中湯。余數年雖欲覃志焦神救活之。未得其肯綮。

吐乳者。專用治吐乳一方。此證漸劇搖頭者。不治。

急驚風者。宜桂枝甘草龍骨牡蠣湯。慢驚風因攻擊發者。尤屬虛。可禁針。宜甘草乾姜或芍藥甘草湯抱龍丸。幼幼集成用靈砂亦效。

諸病拘急者屬閉證。倉卒勿錯置。必有開期。縱使至死。一旦斛而斃。

崩漏輕者宜當歸煎。重者理中湯。其最劇者加附子。

兼餌食牛肉更佳。

芽兒衂血且鼻塞者。皆屬胎毒。宜五香加大黃湯。又

育不育之辨。大抵俟五十日判然。詳於千金方。

風水腫自面來。經曰。面腫者風。足頭腫者曰水。是也。

諸瘡翻花者。因榮衛衰也。宜黃芪劑。又痔疾翻花者。

胃氣下陷也。宜升提劑。

痧病或以爲左傳所謂蜮。又云蟲名。沙工吐沙。人中

之則爲此證。此皆就沙字爲說也。按此病本自沙漠

之南來。故名痧。猶痘自北虜來。因名虜瘡。痡瘡自廣東來。因名廣瘡也。不可深拘焉。

濕痺但痺而無痛。其初痿弱。後發拘急也。病在表者當發汗。手足屈而不可伸者。宜四物湯加犀角桂枝

一婦人年四十餘。左足腫膝大而痛。不能步行者。有年於茲。來請診。余診曰。此證似鶴膝風而非也。鶴膝者。膝腫大而膝已下必瘦。今不瘦者。是帶下所使。而其病在表。可發汗。乃與楊梅一劑散。痛漸止。更逐帶下毒而全愈。

藏毒者。五藏欝熱流注之所致也。其形狀與痔漏類

難辨識。然痔發於肛之左右。而不關任督之脉。藏毒發於任督之脉。而不關肛之左右。是爲別也。藏毒破血不止者。宜補血湯加乾姜附子。兼用獨參湯。

風懿。舌根如痿。言語不了然者。盖中風之類也。又有痰迷心竅。舌强而語言不如意者。甚相似。然風懿者屬陰。多不治。痰迷者屬陽。多治。其痿者與强者。其治自別也。

肝瘍古來無明辨。此證肝藏中生瘍。後見腹中。故不治。其初當脊之右肝藏之裏而發者。或可治。宜透膿散。此病與流注易混。世醫動以肝瘍爲流注誤矣。盖肝瘍廿流注甚少也。

鱉瘕在右肋下而胃胃。按之則堅不痛。是屬飲癖。不早治則後必至脹滿不可治。用白馬溺爲妙。

肺痛證張氏醫通特論之。初起當中府雲門而痛。後或吐血而死。爲難治。其初輕者。宜沉香降氣湯類。稍重者。宜補中益氣湯合生脉散。

肺癰痛而咳。肺痿咳而不痛。肺痛不咳而痛。肺癰痛在一陽者可治。在二陽者難治。按末二句難解。姑書俟考。

懸癰生於會陰之側。多由濕毒。藏毒生於會陰真中。陰毒腫自會陰上。斜向肛門之傍。膿潰如刀割狀。三者相似而異。懸癰藏毒宜樸樕石榴皮之劑。陰毒宜內托劑。

凡病人右身有所患。則當爲血分治之。是爲血證肴法。

鼻痔嗃瓜蒂世之所知。濕家頭痛者。亦以瓜蒂末。點紙撚入鼻中。嚏出而愈。

小兒頭瘡爲胎毒治之無効者。因母有帶下。哺其乳而發也。速換乳母則愈。婦人頭瘡亦有因帶下者。更與八味帶下方。兼用坐藥則愈。按八味帶下者。係本朝製方。奇良當歸川芎茯苓橘皮金銀花通草大黃俱八味。

吐乳胃虚者。宜附子理中湯温脾湯類。若不愈者。與本事方青金丹。按青金丹。治霍亂吐瀉不止。乃轉筋。諸藥不効。硫黄三両研。水銀八錢。右二味。銚子内炒。柳木篦子不住攪匀。更以柳枝蘸冷醋。頻頻洒。候如鐵色。法如青金。塊方成。下再研如粉。

神仙勞名始見董西園醫級。此書四部舶來。荻野榴井各藏一本。餘入江戸。

此病蓋因胃口蓄血而生。是以不食至數十年。蓄血能養胃氣。故不死。用藥亦非數年則無効。宜温胃湯。

後以禹神散攻之。按醫史丹溪翁傳。及垣赤道人吹影編。論似此證者。宜参考。

凡胃中陽氣盛則不傾。若胃陽虚則必側垂。水飲因乘之。名曰癖嚢。然按之不應手。但以腹痛嘔吐爲徵。

宜温脾湯。若不愈者服白牛酪効。按時還讀我書續録云。荻野台州曰。

澼囊若醫學正傳引東垣云。痞爲窠囊者。用紅花桃人。揀此則澼囊兼蓄血。宜溫脾湯。兼用血劑失笑散類。余嘗觀所吐物與溫疫蓄血所下物同色。故知其兼血也。

腸覃在臍下子宮內。幾與胎相似。而經水將來。其痛不可堪者。服白馬溺効。按用硇砂亦佳。後條可徵。

硇砂能治產後腹痛。

帶下者。其病從帶脉下流。故名帶下。蓋其始水飲聚於衝脉。傳於帶脉。以入于子宮。與血凝結爲帶下也。故與生姜瀉心湯去水飲。以坐藥去凝結則愈。凡用坐藥有法。深入子宮。則其痛不可耐。若但在於陰口則無効。正在陰中稍近于子宮處爲妙。妊娠者三月後不可施坐藥，固雖無害於胎，適脫胎，則歸其咎於此故也。按台州園坐藥方：杏人、甘草各三分，丁香一分，枯礬六分，片腦五厘。右五味爲窠，三日一換之。

婦人淋疾，與露蜂房散有捷效。按露蜂房能釀乳，今與淋同其治，妙。

崩漏與帶下同因。蓋水血混淆則爲帶下，不混淆則爲崩漏也。

肝氣厥逆爲耳聾，耳聾者以瓜蒂散吐之，後與柴胡清肝散類。若虛者先與清肝散，候其實可吐之。大率百藥無効者，得一吐必愈。

帶下有成虛勞者，其初以寒熱往來也。夫帶下甚則生熱。係少陽則成此證。子宮亦屬陰厥。故睡覺時唇舌乾燥也。

華岡青洲

青洲學識才力。較之良山友松。不無軒輕。而專以精思攻苦踐事涉歷之故。其治術多出人意表。蓋青洲次諸彥之後。熏陶之力固多。加之治瘍之聲。獨擅海內。此其人與時爲得宜也。

夫欲善外科。先宜精内科。何則瘡瘍雖百端。不能出於陰陽虛實。苟審之而施之治法。則於外科無有間然矣。青洲內外治應。無不曲當。由其脉證分辨處。無不清晰。更由其內外合一處。無不貫徹也。

學醫者如宋儒窮理。不先格知人身道理。而後審疾病。則不能至極致矣。拙軒曰。青洲翁常誦醫唯在治物窮理之語。以教誘後進。洋學未闢之前。早着眼於此。故其截斷之術。窮洋人所未窮之理。翁之於瘍科。所謂斗南一人也。

失榮氣癭委中毒三病。先哲以爲難治。予亦未得其治。嘗視攙木驛工匠其。左頸下發如瘤者。因諭价背曰此氣癭。恐數日後出血至死。果如其言。又視同病者。不過四五日。迸血而死。如委中毒膝脛漸肉脫骨尖黑蝕。惡汁出而死。世醫動謂治此病。審之時毒就足脛而漫腫者耳。

和州一婦人患失榮。瘡未飜肉。而口禁難飲食。試用五寶丹。腫稍減口能食而遂死。又一人與猛升汞升大瞋肱而病頗差。後再發至不起。

凡腫塊有動氣應手者。所謂動脉也。不可妄刺。誤之則逆血便死。

世所謂神仙勞者。與抑肝扶脾散。莪稜爲主。兼服辰砂散或左金丸則愈。

肺部有毒者。必見數脉。不可忽。若微咳帶咽痛。或吐白沫脉數者爲瘵狀。遂至死。

畜血下利者。不可攻。攻之則反促死。宜諦其腹候及舌色。千金黄土湯。或黄連解毒湯主之。

傷寒汗出惡寒。近衣被則汗益多。去之則惡寒反甚。數日不差。與柴胡桂枝乾姜湯桂枝加黄芪湯等。無效。或譫語不食。終至危篤者。蓋有二道焉。一則內熱熾盛。津液溢表者。爲越婢湯。一則表虛多汗者。爲溫經益元湯。此證必舌上見白點。

一處女年七八歲。兩脚痿弱不能立。右足心發水泡。其狀如火傷。刺之水出泡潰。而外生紅暈。按之微痛。經二日。水泡及足跗浮腫。指頭色黑。此痿弱更不能流通血氣。故爲毒腫也。先與桂枝加朮附湯。時時以紫圓下之則愈。此即東洞先生衣鉢。東郭先生亦續其傳燈。

蝮蛇咬。內服烏頭湯及紫丸。外塗柿實汁則愈。

石淋非生會陰者。多生在陰莖中。劃斷去之。縫合貼膏。內揷鶴羽莖。補便道爲妙。

手足創傷。絡噴血不止者。醫或縫裁其絡。而血益甚。是與刺委中尺澤時。縛其上際則血愈出其理同。

小兒解顱初起者。急與葛根加朮附湯兼以紫圓攻之則效。其證已成者。攻之則促命也。 紫圓能治上部毒。七寶丸能治下部毒。或以乾坤爲二丸名有理。

創家。眼中見黃色者。爲脫血候。

咽喉創係氣道者。小則治。大則不能治。如食道創。雖稍大多活也。

破傷濕治方見證治準繩。然不如越婢加朮附虎杖塹湯神効也。拙軒曰。虎杖根解散凝結。虎杖塹治破傷濕灸火熱。見青洲醫談。
臟毒肴法。先控肛門。穀道腐蝕爲廣濶。下如赤豆汁。
其臭甚者臟毒也。毒甚爲翻肉者多不治。
舌疳瘰之。可救十之八九。先割去其腐肉。用薰藥爲
主。然腐蝕及齒齦者不治。
癩瘤。眼目緊縮者。瞳子散大者。俱不治。
乳漏久不愈者。始以祛毒膏爲紝。後以長肉膏換之。
內服葛根加朮附湯。兼用端的丸。又毒凝結者。大黃
牡丹皮湯伯州散選用。
腐骨疽。近胸腹及五臟者。不可納紝。紝之則反見脫

狀。

眼胞或脣吻生疙瘩者。向裏面取之爲妙。

腫瘍見流注狀者。不論何因。與越婢加朮附湯而可。

此初起者。至日久者。不割破去膿則無治法。

黄癉始萠。以三候爲徵。曰眼中黄。曰心下痞。曰小便黄是也。雖身色如故。有此三候則爲確矣。又癉愈。以眼黄去爲徵也。

喘息劇者。麻杏甘石湯或麥門冬湯方中加没食子效。蓋没食子能袪胸中膠痰。而世醫知者鮮矣。拙軒曰。治破傷濕。以虎杖莖。治喘息。以没食子。皆翁之發明。亦窮理中之事。

痼疾與汞劑以小量長服爲要。譬之如戛天灌一壺水於地上漠然無痕。以小酌屢注則水自徹底焉。

走馬疳。其毒甚猖獗。經日則爛齦腐骨。遂至死。若初起口臭出血時。早施治則尚可救。文化十年六月。一兒年八歲患此證。其腐已及齒齦。齒脫三四枚。服以蘆薈消疳飲兼以人中白散。不出旬日愈。齒再生矣。

痘疹雖出于後世。其證之陰陽。治法之温清。與癰疽無異。許叔微曰。能醫傷寒。則能醫痘疹。能醫痘疹。則能醫癰毒。彼自傷寒悟入。此自癰疽悟入。道異而理同。名工所見略相同。

風眼破潰。出血不止者。犀角地黄湯兼三黄湯效。血止而痛不止者。與通明湯。外施蒸藥則愈。

婦人頭瘡久不愈。諸藥無效者。與桃核承氣湯。兼用桃花散則愈。塗桃人油亦可。

冷痢誤用疎滌劑。白膿反甚者。與東井和中湯効。

產後遺尿者。與参芪湯加附子效。盖方中益智倍加爲妙。又一方紅花洋参各一兩。右二味剉。用鴬一羽。去腸納之於腸中。燒存性温酒送下。

甘草乾姜湯能治自汗盜汗。其理與承氣湯治陽明自汗同。此湯又治胸脇偏痛。此皆毒迫于心胸所致也。世醫不知之。徒就汗與痛施藥。宜矣不得其治。

產後暴泄與胃風湯速愈。若數十行後。心下痞滿者。

宜與生姜瀉心湯。
或曰。走馬疳疔之類或然。余視至其死者。與疔無異。
喘家以紫金丹攻之。則吐濁唾臭痰而愈。白散亦能吐痰。然彼專吐在肺管者。此專吐在肺府者。其部位自異。
解顱初萌。與葛根加朮附湯。時以紫圓攻之則愈。若漸甚如斗大者不治。又小兒四肢痿弱者。用前方而愈。是其證異而其毒同也。若痿弱脊骨突起者。及左右證異如偏枯者。不能急愈。
凡欲用麻沸散。先與半夏瀉心湯疏心下。而後不用之則不能奏効。此法自與村叟吐法脱化來。

夫欲與麻沸散，宜審其診。若血色不爽，胸中有滯痰宿水，或心下痞鞕者，不可與之。先治其證候，而後不施之，則誤人不鮮。又服麻沸散，不瞑眩，則不可施術。誤施術，則亦害人矣。

服麻沸散，瞳子散大，脉弦數者，是爲瞑眩之候。發癇角弓筋惕，氣急促迫，或呌呼者，與甘草乾薑湯効。

委中毒，初發寒熱甚。委中腫痛後黒色腐壞，鍼之黒血出。無膿氣，膝蓋肉脱，死如天刑病然。其證固屬不治。
氣瘤氣癭。不可妄下手。反生害。
痙病。初發必兩腮剛強。先與葛根湯。可鍼於合谷及髮際則治。若見脱候者。十全大補湯加荊芥附子。兼用豆淋酒加荊芥。然角弓反張甚。水藥不下咽者。及口閉者不治。傳云。痙病握手者。刺合谷穴。其深一寸五分。或二寸。刺髮際以淺為佳。鑱鍼尤良。
破傷風。其初項背強。或言語蹇澁。寒慄者可治。宜葛根湯續命湯類。無患子虎杖莖二味煎服亦效。若至角弓反張。則多難治。產後痙病亦同此法。

痙病脉浮濇爲吉。若浮數者必再發。

一婦年五十餘。患舌疳。其形舌傍疳蝕爲翻肉。而腐爛及于齒齦。乃以腐藥拔去其翻肉。服以黃連解毒湯。而外用熏藥者凡百日餘。毒盡病全愈。

行熏藥者。後不用下劑則無全功。舌疳者用紫圓。若由黴毒者。龍門丸主之。

近世患真流注者甚少。今見流注狀者。身體必爲瘡痕。與外科正宗所論大異。一人年二十餘。腋下漫腫。按之少痛。其狀似瘡癬。而其左足有瘡痕。因爲外因流注。與越婢加术附湯。時時以紫圓下之愈。

留飲蓄血者。非精腹候則難得其辨。

鶴膝風或結毒頑固難拔者。宜烏頭湯桂枝加朮附湯等加角石。凡治毒難動者。爲角石專長。

黴毒上攻。凝結頭項者。與桂枝湯加茯苓蒼朮烏頭細辛防風。兼用消毒丸。

苓桂朮甘湯加附子。能治黄胖病。胸中有動氣者。爲鐵粉蜀漆主治。

癩疝施鍼刺。清水出者不膿潰。血水交出者必膿潰。膿潰者反易治。

腸痔血出者實證也。水血交出者虛證也。

乳岩有經水者易治。經水斷者難治。又乳岩者懷孕則其核忽成大也。

脹滿一證。有因水氣者。有因氣結者。水氣者屬實。故易治。氣結者多虛。故難治。

吉雄元吉曰。患脹滿而死者。荼毗之。腸中一塊巉然存。視之堅硬如石。西洋人曰。腹脹病。動脉大管生如肉瘤者。四肢血脉爲之妨害。漸至手足削小。或然

狂癇血暈其證相似而異。不可不辨。狂者妄語不止。癇者易驚物。劇至角弓反張。血暈精神昏冒。甚者口噤。此證汗出脉無胃氣者死。

瘈狗傷。外貼中黄膏加杏人甘草。内服黄連解毒加木鱉子。兼食蟾蜍膾爲良。

脱疽覺痛者未腐蝕也。不知痛者既腐蝕也。

淋疾爲小便自利者。與參蓍湯加附子效。

肩凝腰痛。左手有創。右手有塊。處處疼痛者。流注毒也。宜與越婢加朮附湯。時時以紫圓下之。若虚脱者宜參蓍桂附劑。

金創在膈膜者。不論遲速必死。在臍上者爲險。在腹者不用紝。近臟腑故也。

礬石巴豆斑猫烏頭等毒。皆屬熱。故解其毒以冷水為佳。按天地間不論草木蟲石。凡稱酷毒者。皆辛熱品也。故解毒藥以苦寒為主。如黃連解毒湯苦參湯是也。

腐藥最為瞑眩。不可不知。一病人臂上施腐藥。其毒忽上攻衝心死。

腐藥瞑眩。其證微者惡寒發熱。或渴。或飲食不進。劇者煩渴或煩悶。其毒迫于心下。遂至促命期。急當救之。宜黃連解毒湯。甘連加石膏綠豆湯等。

產後戰慄者。血氣新虛。邪氣襲之也。先與荊芥沉香湯。或與十全大補加荊芥炮姜。更虛者又加附子。蓋戰慄至四五發者難治。然脈緩者可愈。緊數者為不治。

産後血虚。舌赤爛痛者。八物湯加鹿胎霜奇效。鹿胎霜亦能治産後下血不止者。

身體疼痛概因血氣凝滯。如金創天刑爲痛者是也。故與行氣劑則愈。

癩疝病根抵于少腹。故大腸下垂陰囊也。宜先辨其難易而施治法。陰囊偏墜漸腫大者易治。陰囊有消長。而痛引少腹者。難治。余嘗遭陰囊消長證。施針刺則大便隨下。不堪臭氣大困矣。又有因黴毒偏墜成頑肉者。宜以剪刀割去之。若貼腐藥反害。

胃脘癰疑似肺癰。而不止肺部。痛亦連少腹。吐膿血也。治法宜排膿散桔梗白散。

小兒發解顱者。其初必發熱。牙關緊急夫吊。宜先其時治之。葛根加朮附湯。兼紫圓為得矣。若解顱證已具。多不治。

角弓反張。無吐下者。急驚風也。搐搦上竄。吐下者慢驚風也。四逆湯柴胡抑肝湯。惺惺散。清脾散。或的里亞加隨證投之。後藤氏用柴胡加龍骨牡蠣湯。未知其應否也。急驚風則病間明了。慢驚風則病間似睡。以是為別矣。慢驚風則發以上必昏冒。多屬不治。

偏枯不論老壯。可用桂枝加朮附湯。其急迫者。以紫圓下之。診其腹不拘急者可治。拘急者不治也。是氣不能循環者。故雖下之拘急不解也。

中風偏枯。發作有時。多屬癇家。桂枝加苓朮附湯。時時以紫圓下之。藥不久服則難治也。又婦人手臂屈伸不止者癇也。大七氣湯治之。有奇效。拙軒曰。以上數十則。盡是實際實語。翁精神之所注。百讀不厭。學者宜奉為金科玉條。

往年門人服部方行字子執。村上醫員。喜先生說。就其書中抄錄之。為敘其略曰。先生醫術。內外一理。隨證應變渾從實際來。故方有準則。術有活用。後學不可以不研究焉。因請正於余。時方行學脚疾遝沒。後余有此著。乃刪潤其稿。以表遺愛。且繫以小詩云。多年曾樂與余遊。豈計慭遺忽一秋。殘月當窗人不見。滿天風露滴空樓。

先哲醫話　卷上　勿誤藥室藏

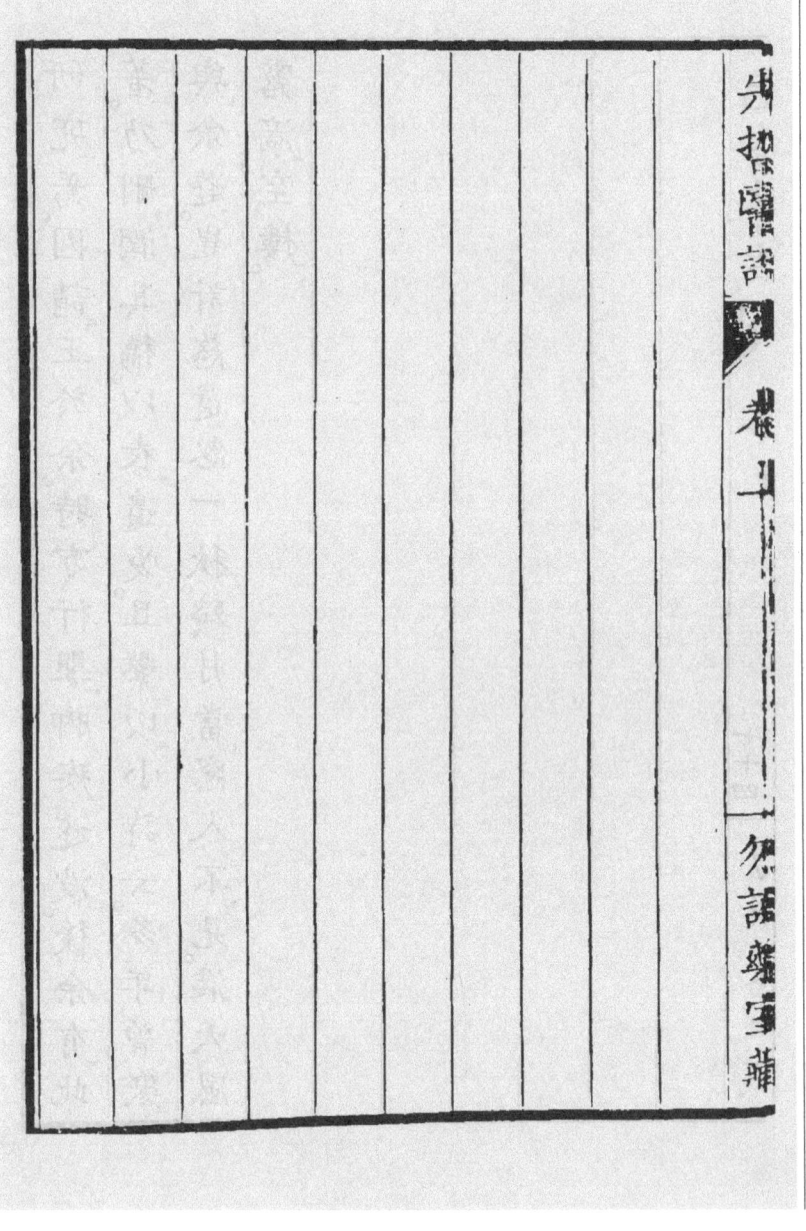